Shima Sadat Aghahosseini

Avaliação dos cuidados de enfermagem em doentes com cancro do aparelho digestivo

Shima Sadat Aghahosseini

Avaliação dos cuidados de enfermagem em doentes com cancro do aparelho digestivo

Uma Perspetiva de Enfermagem sobre os Desafios e Estratégias nos Cuidados do Cancro Digestivo

ScienciaScripts

Imprint
Any brand names and product names mentioned in this book are subject to trademark, brand or patent protection and are trademarks or registered trademarks of their respective holders. The use of brand names, product names, common names, trade names, product descriptions etc. even without a particular marking in this work is in no way to be construed to mean that such names may be regarded as unrestricted in respect of trademark and brand protection legislation and could thus be used by anyone.

Cover image: www.ingimage.com

This book is a translation from the original published under ISBN 978-3-639-71939-0.

Publisher:
Sciencia Scripts
is a trademark of
Dodo Books Indian Ocean Ltd. and OmniScriptum S.R.L publishing group

120 High Road, East Finchley, London, N2 9ED, United Kingdom
Str. Armeneasca 28/1, office 1, Chisinau MD-2012, Republic of Moldova, Europe
Managing Directors: Ieva Konstantinova, Victoria Ursu
info@omniscriptum.com

Printed at: see last page
ISBN: 978-620-8-62004-2

Dedicado aos Anjos Misericordiosos que:

O senhor dos mundos, que começou a guiar os seus servos com o ensinamento da pena.

Os meus pais, cuja presença é para mim uma coroa de honra e cujo nome é a razão da minha existência, porque estas duas existências, depois do Senhor, foram a fonte da minha existência, pegaram na minha mão e ensinaram-me a caminhar neste vale cheio de altos e baixos.

Índice

Capítulo 1: Enfermagem em diálise 3

Capítulo 2: Diagnóstico de enfermagem no transplante renal 45

Capítulo 3: Problemas crónicos dos doentes em hemodiálise 85

Capítulo 4: Conselhos clínicos e de enfermagem de cuidados intensivos 92

Capítulo 5: Oxigenoterapia 104

Capítulo 6: Efeitos secundários da oxigenoterapia 126

Referências 144

Capítulo 1: Enfermagem em diálise

Anatomia e fisiologia

Os rins estão situados entre as vértebras T12 e L3 no espaço retroperitoneal. Uma massa de gordura à volta dos rins (cápsula adiposa) e um tecido conjuntivo denominado fáscia de Gerota ligam os rins à parte posterior do peritoneu parietal. Uma cápsula fibrosa cobre as partes externas do rim, exceto a região umbilical.

O tecido fibroso conectivo, os vasos sanguíneos e os vasos linfáticos que rodeiam cada rim denominam-se cápsulas renais. Na parte mais interna da parte côncava do rim encontra-se o umbigo renal (Hilus), através do qual passam a artéria, a veia, os vasos linfáticos, os nervos e a pélvis do rim. Naturalmente, de 45 em 45 minutos é purificado um volume igual ao volume de plasma e de 6 em 6 horas um volume igual à água corporal total. Cada rim divide-se em três áreas principais: córtex, medula e pélvis. Logo abaixo da cápsula turquesa encontra-se o córtex renal. Partes do córtex estendem-se para a camada medular, formando a coluna renal ou o tecido cortical que separa as pirâmides. A medula contém o tubo de Henle, os vasos direitos (Vasa reta) e os ductos colectores dos nefrónios adjacentes.

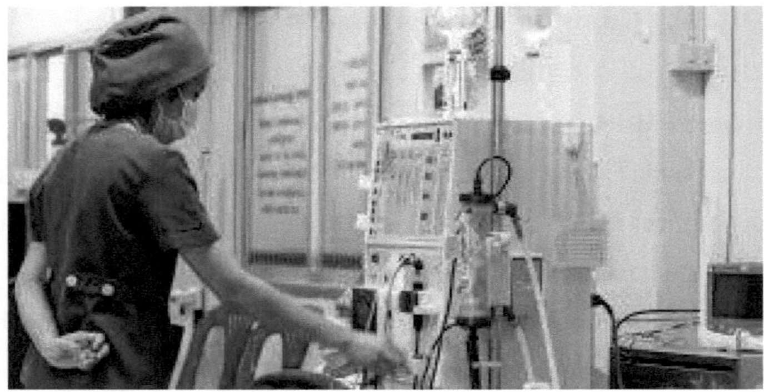

Figura 1. Enfermeira de diálise

A medula divide-se em 8-18 massas cónicas (pirâmides) que contêm tubos colectores chamados pirâmides renais. A base das pirâmides está localizada na região córtico-medular. A sua extremidade também se estende até à pélvis do rim, onde forma a papila. Existem 10-10 orifícios na superfície de cada papila, a partir dos quais a urina é drenada para a pélvis do rim. Em cada pirâmide renal, existem oito ou mais grupos de papilas, cada uma das quais esvazia o seu conteúdo num pequeno cálice. Vários cálices pequenos juntam-se para formar um cálice grande. De cada pelve, 2-3 cálices grandes sobressaem para fora, transportando a urina das pirâmides para a pelve renal.

A cavidade pélvica renal é coberta pelo epitélio de transição. O volume da pelve e dos cálices é de oito ml. Volumes maiores danificam o tecido parenquimatoso renal. Quando a pelve atinge o umbigo, estreita-se e forma a extremidade proximal do ureter. A pelve do rim é, na realidade, o ponto de partida do sistema coletor e a sua estrutura é tal que recolhe e transporta facilmente a urina. Quando a urina pélvica deixa o rim, não há alteração da sua composição e quantidade.

Os nefrónios são as unidades funcionais do rim, sendo necessário um transplante renal se o total de nefrónios activos for inferior a 20% do normal. Existem dois tipos de nefrónios: os nefrónios corticais, que constituem cerca de 85-80% do número total de nefrónios e estão localizados na parte mais externa do córtex renal, e os nefrónios adjacentes à parte central, que constituem cerca de 15-15% dos restantes nefrónios. Formam-se e localizam-se na parte mais externa do córtex.

A caraterística dos nefrónios centrais adjacentes é a altura do seu arco de Henle, que, rodeado por arcos capilares, se chama vaso direito e desce até à parte central (medula) do rim. A altura da parte tubular do nefrónio está diretamente relacionada com a sua capacidade de concentrar a urina. Os negros contêm dois componentes tubulares e vasculares. O glomérulo é uma rede única de capilares entre os vasos sanguíneos aferentes e eferentes e ligados a uma estrutura epitelial chamada cápsula de Bowman.

A parede glomerular é constituída por três camadas filtrantes: o endotélio capilar, a membrana basal e o epitélio. Esta membrana permite naturalmente a filtragem de água e de moléculas mais pequenas, mas impede a passagem de moléculas maiores, como as células sanguíneas e a albumina. As alterações da pressão e da permeabilidade da membrana glomerular da cápsula de Bowman facilitam a passagem de água e de várias substâncias através do sangue e fazem com que o espaço interior da cápsula de Bowman se encha com esta solução filtrada. Os componentes tubulares do nefrónio começam na cápsula de Bowman.

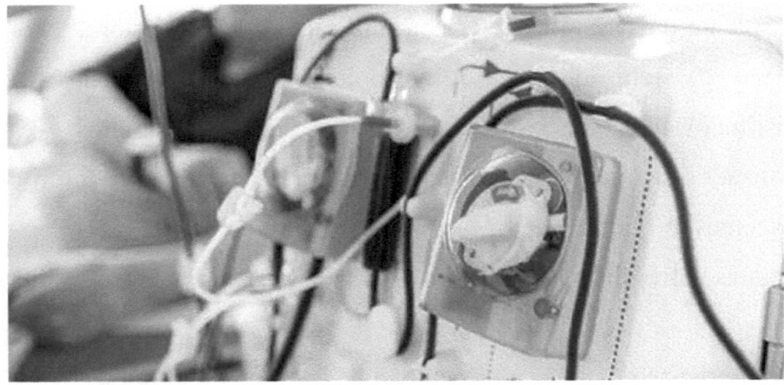

Figura 2. Como é o trabalho de um enfermeiro de diálise?

A solução filtrada na cápsula de Bowman flui primeiro para o tubo proximal e depois passa para o arco de Henle, para o tubo distal e, finalmente, para os canais colectores na porção cortical ou central. A estrutura tubular permite que o tubo distal fique adjacente às artérias aferentes e eferentes que entram ou saem do glomérulo. As células do tubo distal nesta área chamam-se maculads. Em interação com as artérias aferentes adjacentes, produzem uma estrutura denominada edifício jagstaglomerulus (adjacente ao glomérulo), que é o local de produção de renina.

Os componentes tubulares do néfron incluem a cápsula de Bowman, o túbulo proximal, as secções descendentes e ascendentes do arco de Henle e os ductos colectores cortical e central. Esta parte do nefrónio é responsável pela regulação da filtração com base nas necessidades do organismo. À medida que a solução filtrada passa através dos túbulos, são-lhe introduzidas várias alterações de forma regular e contínua até entrar no sistema coletor e depois sair do corpo.

Os rins em repouso recebem cerca de 25-20% do débito cardíaco. As artérias renais, que se ramificam a partir da artéria abdominal localizada ao nível da segunda vértebra lombar, dividem-se nos seguintes ramos após entrarem no rim: artérias lobares (artérias interlobulares), artérias em arco e artérias intra-lobulares. O sangue flui da artéria intra-lobular para as artérias urinárias, capilares glomerulares, artérias eferentes e, finalmente, para os capilares em redor dos lóbulos.

Alguns capilares à volta do lóbulo transportam pequenas quantidades de sangue (aproximadamente 5% do fluxo sanguíneo renal) para a medula do rim através das artérias direitas antes de o sangue entrar no sistema de drenagem venosa. O sangue deixa o rim através de um sistema venoso que se assemelha muito ao sistema arterial (veias interlobulares, veias arqueadas, veias intra-lobulares e veia renal) e depois drena o fluxo sanguíneo renal para a veia cava inferior. A disposição do leito vascular no néfron faz com que um grande volume de líquido refinado nos capilares glomerulares seja reabsorvido pelos capilares à volta do túbulo. A taxa normal de filtração glomerular é de 125 ml / min, mas os rins por minuto, devido à reabsorção, excretam apenas cerca de um mililitro de urina pelos capilares em redor dos túbulos.

Tal como noutros capilares renais, é o equilíbrio da pressão hidrostática e oncótica (teoria de Starling) que determina a forma como o fluido se desloca entre os capilares. Além disso, os vasos direitos permitem a troca de substâncias solúveis na direção oposta ao fluxo, e o sangue pode fluir para a medula hipertensiva do rim sem alterar o gradiente de concentração osmótica. A parte média e estreita da pélvis no cordão umbilical forma o ureter. O ureter esquerdo é ligeiramente mais curto do que o ureter direito.

A obstrução é possível em três pontos do ureter:

- ✓ A ligação do ureter à pélvis.
- ✓ A passagem dos ureteres através das artérias ilíacas.
- ✓ Onde o ureter se liga à bexiga.

Os ureteres tornam-se muito estreitos nestas zonas. Esta disposição anatómica funciona como uma válvula e impede o refluxo do refluxo urinário para os rins. Como as pedras têm dificuldade em atravessar estes caminhos estreitos, normalmente param nestes locais.

Cada ureter tem propriedades elásticas e é constituído por três camadas de tecido:

Mucosa interna: Também designada por urotélio e impede a reabsorção da urina.

Camada muscular:

Camada exterior turquesa:

Várias artérias inferiores alimentam as artérias ureterais:

- ✓ Artéria renal.
- ✓ Artéria ovárica ou testicular.
- ✓ Artérias aórtica e ilíaca.
- ✓ Artéria ilíaca interna.

✓ Artéria da bexiga.
✓ Artéria umbilical.
✓ Artéria uterina.

Os nervos entre o 11° nervo torácico e o primeiro nervo lombar são responsáveis pela inervação dos ureteres. A rede neural torna-se progressivamente mais apertada na extremidade dos ureteres. A bexiga é um órgão vazio situado na metade anterior da pélvis, atrás da sínfise púbica. O espaço entre a bexiga e a sínfise púbica é preenchido por tecido conjuntivo frouxo que lhe permite expandir-se longitudinalmente à medida que a bexiga se enche.

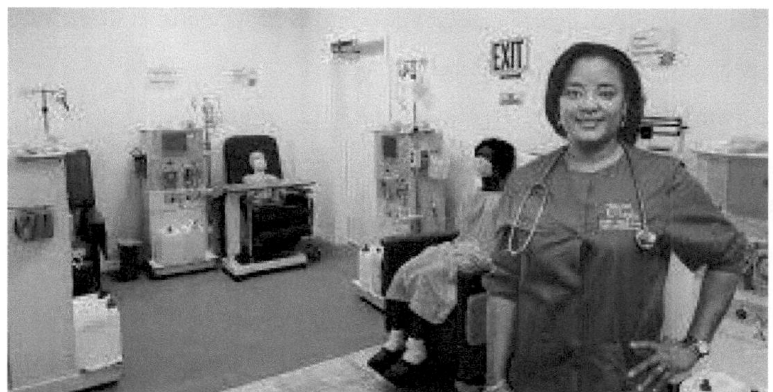

Figura 3. Programa de Enfermeiros de Hemodiálise Certificados

As partes superiores apresentam dois cortes, para facilitar o acesso aos trastes mais altos, e as partes inferiores apresentam dois cortes, para facilitar o acesso aos trastes mais altos. A fáscia solta cobre também a área em redor da bexiga. O volume da bexiga de um adulto é de cerca de 500-300 ml.

A área à volta do colo da bexiga designada por área onde a uretra se liga à bexiga. O ângulo nesta zona é o principal fator no movimento da urina em direção à urina e impede o retorno da urina da bexiga para o ureter, o refluxo e o rim.

A parede da bexiga é constituída por quatro camadas

Camada membranar: A parte mais externa é a camada membranar (adventícia), que é composta por tecido conjuntivo e, imediatamente por baixo, encontra-se um músculo liso chamado detrusor.

Camada mucosa: Por baixo do detrusor existe uma camada mucosa de tecido conjuntivo macio que actua como ligação entre o detrusor e a camada subjacente (tecido mucoso).

A camada interna: contém células epiteliais de transição especializadas que são impermeáveis à água e impedem o retorno da urina na bexiga.

Colo da bexiga: Contém cordões de músculo liso involuntário que fazem parte do esfíncter uretral chamado esfíncter interno.

A parte mais importante do mecanismo esfincteriano que é eficaz no controlo voluntário da urina é o esfíncter externo na parte anterior da uretra, que está localizada mais longe da bexiga. Durante a micção, o aumento da pressão no interior da bexiga fecha a junção do ureter com a bexiga e mantém a urina no interior dos dois ureteres.

Imediatamente após a micção estar concluída, a pressão no interior da bexiga volta ao normal e a urina volta a sair da uretra para a bexiga. Por conseguinte, o único momento para o esvaziamento completo da bexiga é nos últimos momentos da micção e antes de a urina sair da uretra para a bexiga. Os nervos hipogástricos, os nervos parassimpáticos pélvicos e os nervos somáticos púbicos realizam a denervação da bexiga. Os gânglios estão localizados principalmente na base da bexiga e ao redor do orifício uretral. A função destas áreas está frequentemente inter-relacionada e parece coordenada e regulada pelos sistemas nervosos simpático e parassimpático.

Os receptores de estiramento da parede da bexiga transmitem mensagens sensoriais para a medula espinhal através dos nervos sensoriais. Na medula espinhal, os nervos sensoriais estimulam a atividade parassimpática e inibem a atividade simpática. A contração subsequente da bexiga aumenta a pressão interna da bexiga. A diminuição da atividade do nervo pudendo relaxa o esfíncter externo e permite a passagem da urina.

A uretra da mulher tem cerca de 4 cm de comprimento e, quando atinge o seu todo externo (meato), dobra-se ligeiramente para a frente. O orifício exterior situa-se entre a abertura vaginal e o clítoris. A uretra é coberta pelo epitélio que contém as glândulas mucosas. A camada muscular longitudinal da uretra forma as fibras musculares anulares do esfíncter externo através do diafragma urogenital.

A uretra nos homens é a saída comum do sistema urinário e da reprodução. Embora a próstata não faça diretamente parte do sistema urinário, é uma das principais causas de disfunção urinária nos homens. A próstata está localizada abaixo do colo da bexiga, a uretra é comprimida e o fluxo de urina é bloqueado.

A uretra nos homens tem cerca de 20 cm de comprimento e está dividida em 3 partes principais. A uretra prostática desce cerca de 3 cm a partir do colo da bexiga e ao longo da glândula prostática até ao pavimento pélvico, e o ducto ejaculatório do sistema reprodutor descarrega as suas secreções na sua parede posterior. A uretra membranosa tem cerca de 1-2 cm de comprimento e termina no ponto onde se forma a camada muscular do esfíncter externo. A parte distal ou distal da uretra conhecida como uretra ou cavernus, que tem cerca de 15 cm de comprimento e se estende no trajeto do pénis até atingir a abertura uretral na ponta da uretra. Este ducto também é coberto por células epiteliais.

Funções renais

As funções mais importantes do rim são: formação de urina, eliminação de resíduos, regulação dos electrólitos, regulação do equilíbrio ácido-base, controlo do equilíbrio hídrico, regulação da pressão arterial, excreção de pedras e sedimentos, regulação da produção de hemácias, síntese ativa de vitamina D, secreção de prostaglandinas, regulação do equilíbrio de cálcio e fósforo e ativação da hormona do crescimento.

Produção de urina nos nefrónios:

A produção de urina nos nefrónios ocorre em três fases complexas: filtração glomerular, reabsorção tubular e secreção tubular de várias substâncias que são naturalmente filtradas pelo glomérulo, reabsorvidas pelos túbulos e depois excretadas na urina. Incluindo cloreto de sódio, bicarbonato, potássio, glucose, ureia, creatinina e ácido úrico.

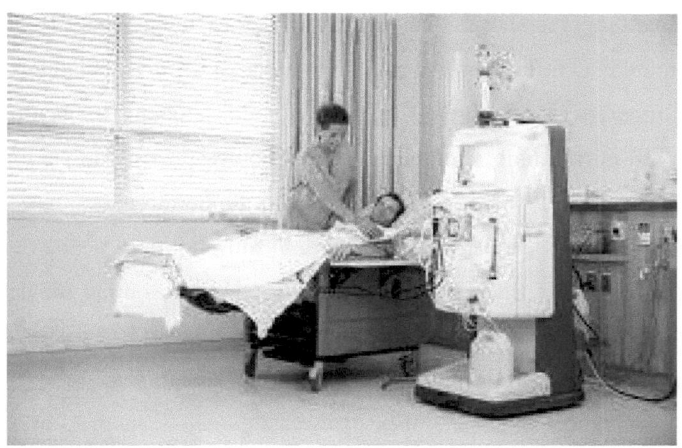

Figura 4. Enfermeiras da vida: Plano de Cuidados de Enfermagem do PCN Diálise Renal

No interior do túbulo, algumas destas substâncias são seletivamente absorvidas pelo sangue. Outras substâncias são filtradas do sangue para a solução, sendo segregadas e encaminhadas para a parte inferior do túbulo. Os aminoácidos e a glicose são normalmente filtrados e reabsorvidos na superfície glomerular e não são excretados na urina. As moléculas de proteínas também não são normalmente encontradas na urina.

No entanto, as proteínas de baixo peso molecular (globulinas e albumina) encontram-se periodicamente em pequenas quantidades na urina. A primeira barreira à filtração das proteínas é a carga negativa do endotélio e da membrana basal dos capilares glomerulares. A perda desta carga negativa, como acontece na diabetes, faz com que algumas proteínas passem para a urina.

O fluxo sanguíneo normal para os rins é de aproximadamente 1.200 ml por minuto. O refluxo ocorre quando o sangue flui através do glomérulo para uma artéria aferente. O líquido refinado, também designado por filtro ou ultrafiltrado, e entra então nos túbulos renais. Em condições normais, cerca de 20% do sangue passa do glomérulo para o nefrónio, o que corresponde a cerca de 180 litros de filtro por dia.

Normalmente, o filtro contém água, electrólitos e outras moléculas pequenas. Porque a água e as pequenas moléculas podem passar, mas as moléculas maiores permanecem na corrente sanguínea.

Muitos factores podem alterar este fluxo sanguíneo e esta pressão. Estes incluem hipotensão, hipotensão e hipertensão tubular renal devido a uma obstrução. A segunda e terceira fases da formação da urina ocorrem nos túbulos renais. Na reabsorção tubular, um material filtrante é transportado para os capilares à volta do túbulo ou à direita das artérias, e dos 180 litros de filtrado produzidos por dia, 99% são absorvidos pelos rins para a corrente sanguínea aberta, resultando em 1000-1500 ml de urina. A maior parte da reabsorção ocorre nos túbulos proximais, embora a reabsorção ocorra ao longo de todo o comprimento do túbulo. A reabsorção e a secreção tubulares envolvem frequentemente transmissão inativa e ativa e requerem energia.

A filtração no túbulo distal e nos canais colectores concentra-se sob a influência de hormonas e entra na pelve renal transformando-se em urina. A osmolaridade no córtex renal é semelhante à maioria dos 300 mosm do corpo, mas a osmolalidade da medula renal pode atingir os 1500 mosm devido às elevadas concentrações de ureia, sódio e cloro nos espaços intersticiais. Os túbulos proximais reabsorvem 65% da água purificada. Além disso, são responsáveis por 100% da reabsorção de hexoses (glicose), aminoácidos e péptidos pouco refinados por transferência de Na +.

Porque este mecanismo se baseia na percentagem de saturação. Por conseguinte, se a carga filtrada exceder a capacidade de reabsorção renal, a glicose pode passar para a urina. Este fenómeno ocorre na diabetes e, geralmente, quando a concentração de glicose é superior a 300 mg/dlift. A parte estreita e descendente do Henle é permeável à água. Por este motivo, quando o líquido filtrado passa pela medula renal, a pressão osmótica é elevada e a água pode sair do túbulo. Os componentes osmóticos da medula, nomeadamente o NaCl e a ureia, também podem entrar no túbulo a partir desta parte, mas os condutores sem água em movimento, resultando num fluido refinado hipotónico (mosm100), transportam a parte espessa do braço ascendente, o local onde os electrólitos são reabsorvidos. Por esta razão, este segmento tubular é por vezes designado por segmento diluidor.

A transferência de fluido do túbulo distal e dos tubos colectores proporciona a última oportunidade de alterar o fluido tubular antes de deixar o corpo na urina. A aldosterona aumenta a secreção de K+ no túbulo distal e a ADH aumenta a reabsorção de água nos tubos colectores. O líquido purificado que flui dos tubos colectores para os ureteres é o produto excretor final, a urina.

A urina diluída com uma gravidade específica ou osmolaridade constante (cerca de 300 mmol/litro) indica a incapacidade dos rins para concentrar ou diluir a urina e é o sinal precoce mais comum de doença renal. O peso diário pode ser uma ferramenta fiável para estimar o estado dos fluidos corporais. Cada quilograma de excesso de peso é aproximadamente equivalente a 1000 ml de retenção de líquidos. O peso é a medida mais exacta da perda ou aumento de fluidos num doente com uma doença aguda.

Cerca de 90% do sódio presente no filtro renal é absorvido nos túbulos proximais e abertos. Os rins são também responsáveis pela excreção de mais de 90% da ingestão diária de potássio. A retenção de potássio é a complicação mais perigosa da insuficiência renal.

Funções dos rins para ajudar a manter o equilíbrio ácido-base

As duas funções dos rins para ajudar a manter o equilíbrio ácido-base são a reabsorção e o retorno de todo o bicarbonato da refinação urinária para a corrente sanguínea e a secreção de ácido na urina. O bicarbonato é um ião pequeno, pelo que é facilmente filtrado no glomérulo. Os túbulos renais reabsorvem ativamente a maior parte do bicarbonato no filtro urinário. Para compensar as quantidades perdidas de bicarbonato, o bicarbonato é produzido por vários processos químicos nas células tubulares renais, sendo depois reabsorvido pelos túbulos e devolvido ao organismo.

A produção de ácido no organismo resulta do catabolismo ou da degradação das proteínas que produzem compostos ácidos, nomeadamente ácido fosfórico e ácido sulfúrico. A alimentação diária normal também produz algumas substâncias ácidas. Ao contrário do CO_2, o ácido fosfórico e o ácido sulfúrico não são evaporativos e não são excretados pelos pulmões. Por conseguinte, são excretados na urina. Uma pessoa com um rim saudável excreta diariamente cerca de 70 miliequivalentes de ácido. Os rins são capazes de excretar uma parte deste ácido diretamente na urina até que o pH da urina atinja 4,5, o que é 1000 vezes mais ácido do que o do sangue. No entanto, normalmente é necessário excretar mais do que é excretado diretamente na urina. Estas quantidades extra de ácido ligam-se a tampões químicos e podem assim ser excretadas na urina.

Dois exemplos dos tampões químicos mais importantes são os iões fosfato e o amoníaco (NH3). Quando o NH3 é tamponado com ácido, converte-se em amónio (NH4). O fósforo no filtro glomerular, bem como o NH3, são produzidos pelas células tubulares renais e segregados no fluido do túbulo. Através deste processo de tamponamento, o rim é capaz de segregar grandes quantidades de ácido na forma ligada, sem baixar o pH da urina.

À medida que o sangue passa pelos rins, as artérias direitas monitorizam constantemente a pressão arterial. Quando as artérias direitas detectam uma descida da pressão arterial, as células glomerulares secretam rinite junto das artérias aferentes, dos túbulos distais e das artérias eferentes. A creatinina é um subproduto endógeno do músculo esquelético que é refinado no glomérulo, passa pelos túbulos com ligeiras modificações e é excretado na urina. A depuração da Cr é, portanto, uma boa medida da taxa de refinação glomerular (TFG).

Colhe-se uma amostra de urina de 24 horas para calcular a depuração da Cr. A meio deste período, são medidos os níveis séricos de Cr. O principal subproduto do metabolismo das proteínas é a ureia, que é produzida e excretada em cerca de 25 a 30 gramas por dia. Outros resíduos metabólicos que têm de ser excretados são a creatinina, os

fosfatos, os sulfatos e o ácido úrico. A consciência da plenitude da bexiga deve-se à presença de uma corrente nervosa simpática que flui através da medula espinal até às vértebras lombares 10-12 e, nesta área, os nervos hipogástricos permitem que a bexiga continue a encher-se.
À medida que a bexiga continua a encher, os receptores elásticos na parede da bexiga são activados e ocorre uma tendência para urinar. Esta informação regressa ao córtex cerebral através do músculo detrusor e dos nervos parassimpáticos pélvicos até ao nível dos nervos 4-2 da cauda. Em fim de manter uma depuração renal suficiente da pressão da bexiga durante o enchimento, devem permanecer menos de 40 cm de água.
Esta baixa pressão permite que a urina saia livremente da pélvis renal e entre na uretra. A bexiga tem capacidade para conter 2000-1500 ml de urina (capacidade anatómica da bexiga). Nos adultos, quando a bexiga está cerca de 200-150 ml cheia, a sensação de plenitude da bexiga é transmitida ao sistema nervoso central e há uma tendência para urinar. Quando há 350 ml ou mais de urina na bexiga, ocorre um desconforto e uma sensação de plenitude significativos, com uma forte vontade de urinar. À noite, a libertação de vasopressina em resposta à diminuição da ingestão de líquidos reduz a produção de urina e concentra-a ainda mais.
Este fenómeno permite normalmente que a bexiga permaneça cheia durante 6 a 8 horas entre os jovens e os adultos, permitindo-lhes dormir mais tempo antes de terem necessidade de urinar. O início da micção é estimulado pelo nervo eferente pélvico, que tem origem na cauda 4-1 e estimula a contração da bexiga, resultando no relaxamento completo do

esfíncter uretral, o que também reduz a pressão uretral e a contração do músculo detrusor. Abre o colo da bexiga e a parte próxima da uretra e o fluxo de urina.

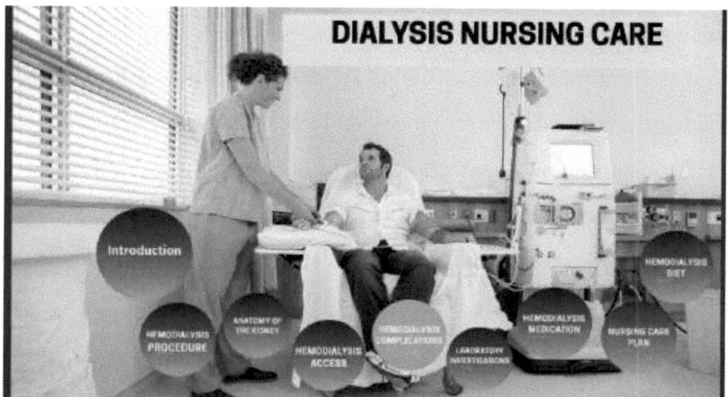

Figura 5. Enfermeira de diálise

Estas actividades coordenadas são realizadas pela estrutura nervosa parassimpática através de receptores muscarínicos e, em menor grau, por receptores colinérgicos localizados no músculo detrusor. A pressão na bexiga durante a micção é de cerca de 40-40 cm de água. Normalmente, a quantidade de urina que resta numa pessoa de meia-idade é inferior a 50 ml. O reflexo urinário é controlado por mensagens enviadas a partir das estruturas superiores do SNC.

As pontes cerebrais a este respeito têm fortes centros de inibição e ativação. O córtex cerebral também pode regular a atividade reflexa, controlando voluntariamente o tempo de micção. As aferências nervosas são o início do reflexo uretero-renal. Este reflexo, que é ativado por uma obstrução, provoca a constrição do ureter e das artérias ureterais, reduzindo assim a produção de urina. Os cálculos renais no interior dos ureteres são a principal causa desta reação.

Diálise peritoneal

A diálise peritoneal envolve ciclos repetidos de injeção de líquido de diálise através de um cateter na cavidade peritoneal, permitindo a troca de material, e depois a remoção do líquido.

- ✓ É uma boa escolha para doentes com hemodinâmica instável.
- ✓ Não necessita de instalações de diálise e pode ser facilmente aplicado em qualquer local.

5- Solução de diálise peritoneal e aditivos farmacêuticos:

A solução de diálise é estéril em saquetas com um volume de 1-2 litros. A sua composição é semelhante à do líquido extracelular, com exceção do potássio. As soluções de diálise não contêm potássio. Porque os doentes têm normalmente hipercalemia.

Heparina: Utilizada para prevenir a formação de fibrina no contador. A administração intraperitoneal de heparina não provoca absorção sistémica. São adicionadas 500 unidades de heparina por litro de soro, pelo que não são necessários estudos de coagulação.

Cloreto de potássio: É administrado a doentes com baixo teor de potássio. A solução de cloreto de potássio pode também ser administrada por via oral a doentes que estejam a tomar digitálicos para prevenir a artemia.

Insulina: Embora o excesso de glicose não entre na corrente sanguínea através do peritoneu, para evitar um possível aumento da glicemia, são injectadas 3-4 unidades e, finalmente, 6 unidades de insulina em 2 litros de líquido, o que depende da percentagem de glicose líquida.

Nota: Insulina adicionada ao último líquido injetado para evitar a hipoglicemia.

Antibióticos: Em doentes com peritonite, antibióticos como a gentamicina ou a vancomicina, cefalosporinas administradas por injeção direta no peritoneu.

Nota: Devido a reacções de interferência, os antibióticos adicionados a uma solução de diálise ao mesmo tempo que o KCL.

Nota: Nos doentes diabéticos, pode ser necessária uma dose de insulina superior à habitual. Porque cerca de 10% da insulina fica ligada à câmara de diálise.

Cuidados de enfermagem antes, durante e após a diálise peritoneal

Cuidados de enfermagem antes da diálise: Educar e fornecer informações adequadas ao doente, controlar os sinais vitais e o peso do doente, controlar a temperatura da solução e colocar o doente numa posição confortável, normalmente em decúbito dorsal, mas podendo sentar-se.

Cuidados de enfermagem durante a diálise: Prestar atenção na quantidade de entrada e saída e na cor do fluido de saída que é transparente e não sanguinolento. Enviar uma amostra do efluente para o laboratório para determinar a quantidade de ureia e creatinina e possíveis bactérias, controlo do peso, sinais vitais, mudar a posição do doente e cuidar das áreas sob pressão, verificar se há fugas e infeção.

Se a drenagem de fluidos for insuficiente, as medidas necessárias são:

- ✓ Adicionar uma pequena quantidade de heparina à solução de diálise.
- ✓ Rodar o doente para o lado para alterar a posição do cateter.
- ✓ Levantar a cabeceira da cama.
- ✓ Diga ao seu médico para introduzir fluido no cateter ou para mandar substituir o cateter.
- ✓ Em caso de dor, normalmente não deve haver dor intensa. Para alívio, o cloridrato de procaína utilizado em solução ou analgésicos regulares são prescritos a cada 3-4 horas durante a diálise.
- ✓ O cateter é monitorizado regularmente e deslocado.
- ✓ Se o cateter sair, não o volte a inserir, mas esterilize o penso e informe o médico.

Cuidados de enfermagem após a diálise

Controlo dos sinais vitais e do peso, cálculo dos fluidos de entrada e de saída, controlo das análises e sua inclusão no processo do doente. Além disso, a hora de início e de fim da diálise, o número de substituições, o tipo de solução utilizada, a diferença de peso e o estado do doente são registados no processo. O controlo da absorção, da excreção e do peso duas vezes por dia, o controlo dos sinais vitais de 4 em 4 horas, a fisioterapia pulmonar várias vezes por dia e a cultura de fluidos de 24 em 24 horas são alguns dos pontos que devem ser considerados pelo enfermeiro.

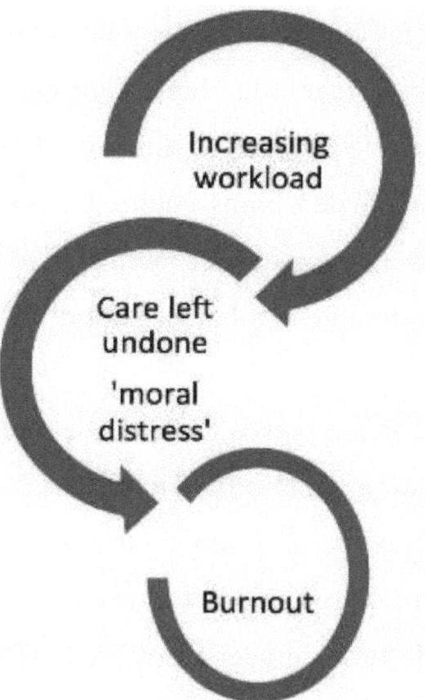

Figura 6. Desafios enfrentados pela força de trabalho de enfermagem renal

Tipos de diálise peritoneal

A diálise peritoneal é classificada em duas categorias gerais: automática e manual.

- **Diálise peritoneal manual:** inclui CAPD ou diálise peritoneal contínua em ambulatório.
- **Diálise peritoneal automática:** inclui a diálise peritoneal intermitente nocturna, a diálise peritoneal intermitente, a diálise peritoneal corrente e a diálise peritoneal cíclica contínua.

Diálise peritoneal contínua em ambulatório (CAPD)

Um dos melhores métodos para pessoas com insuficiência cardíaca avançada e para aqueles que estão à espera de um transplante. O doente ou um familiar pode efetuar esta técnica em casa. Diálise peritoneal realizada diariamente. Neste método, durante 24 horas, 4 a 6 horas ou 3 dias por dia, e num ciclo de 8 horas à noite, 1-2 litros de líquido entram no abdómen através de um cateter permanente e permanecem no interior do abdómen durante 4-8 horas, período durante o qual o saco fica vazio.

Além disso, os tubos ficam presos ao doente e este pode colocá-los no bolso da roupa e voltar às suas actividades diárias. Após cada ciclo de clampagem, o trajeto é aberto e, devido à atração do líquido, este sai durante 10-15 minutos. O risco de infeção nestes doentes é muito baixo devido à presença de tubos e acessórios. A CAPD é programada 24 horas por dia, 7 dias por semana, em intervalos durante o dia, antes das refeições e ao deitar.

Cuidados de enfermagem no CAPD

- ✓ Os doentes podem sentir uma alteração na imagem mental do seu corpo devido à presença de um cateter abdominal, de um saco e de um tubo.
- ✓ O perímetro da cintura aumenta 1 a 2 polegadas ou mais devido à presença de líquido no abdómen, o que afecta a escolha de vestuário e a sensação de obesidade.
- ✓ O doente pode não ter vontade de cuidar do balcão durante dias ou semanas.

- ✓ O enfermeiro pode encorajar o doente a falar com outros doentes que tenham conseguido ultrapassar a situação.
- ✓ Os doentes podem sentir que estão em diálise todo o dia e que não têm tempo livre, especialmente no início da diálise, e podem sofrer de depressão. Porque sentem uma forte responsabilidade em relação a si próprios.
- ✓ Estes doentes podem desenvolver impotência.
- ✓ O doente e o seu cônjuge podem ter relutância em ter relações sexuais devido ao impacto psicológico do cateter, do saco de drenagem e de cerca de 2 litros de solução de diálise. Estes problemas podem resolver-se com o tempo, alguns dos quais requerem aconselhamento específico.

Benefícios da Diálise Peritoneal Contínua em Ambulatório (CAPD)

Livrar-se da máquina de diálise, controlar as actividades diárias, reduzir as restrições alimentares, aumentar a ingestão de líquidos, aumentar o hematócrito sérico, melhorar o controlo da pressão arterial, evitar a punção vascular e sentir-se saudável. Como a diálise é feita continuamente, os níveis séricos de electrólitos mantêm-se dentro dos valores normais.

Desvantagens da Diálise Peritoneal Contínua em Ambulatório (CAPD)

A diálise contínua é efectuada 24 horas por dia, 7 dias por semana.

Complicações da diálise peritoneal

A peritonite (inflamação do peritoneu) é a complicação mais comum e perigosa e, na diálise peritoneal, os organismos responsáveis pela peritonite são um fator importante na evolução clínica do doente e um guia para a seleção do tratamento. O Staphylococcus aureus e os estafilococos epidérmicos são as causas mais comuns de peritonite gram-positiva e a Pseudomonas e a Escherichia coli são as causas mais comuns de peritoneu gram-negativo.

Embora os níveis de ambos tenham diminuído, a resistência antibacteriana, como a meticilina utilizada para tratar a peritonite, aumentou. Se o staphylococcus aureus causar peritonite, podem ocorrer hipotensão e outros sintomas de choque. Um doente com peritonite pode ser tratado em regime de internamento ou de ambulatório (na maioria dos casos), dependendo da gravidade da infeção e do estado clínico. Inicialmente, 1 a 3 dias de troca com solução de dextrose a 5% sem adição de fármaco para lavar os mediadores da inflamação e reduzir a dor abdominal.

O líquido de drenagem é examinado para detetar a presença de células e, após coloração com calor e cultura, identificamos e tratamos o organismo. Normalmente, são adicionados antibióticos (aminoglicosídeos ou cefalosporinas) até que a coloração e a cultura dos antibióticos sejam determinadas. A injeção intraperitoneal é tão eficaz como a injeção intravenosa. O tratamento com antibióticos dura 10 a 14 dias.

O cálculo exato dos antibióticos ajuda a evitar a toxicidade renal e uma maior redução da função renal. Se a peritonite não melhorar no prazo de 4 dias após o tratamento adequado, o contador é retirado e o doente deve ser hemodialisado durante 1 mês. Em doentes com peritonite fúngica, o cateter peritoneal é removido após 3 a 7 dias se o tratamento não responder. Também nas infecções do túnel do cateter e peritonites localizadas, o cateter é retirado.

Os antibióticos sistémicos continuaram durante 5 a 7% após a remoção do cateter. Independentemente do organismo causador da peritonite, o doente com peritonite perde grandes quantidades de proteínas através do peritoneu. Pode ocorrer desnutrição aguda e atraso na recuperação. Por isso, a infeção deve ser diagnosticada e tratada rapidamente.

Nota: O primeiro passo é lavar o peritoneu com solução de diálise a 1,5% e, em seguida, injeção peritoneal de gentamicina e oncomicina 0,5-1 unidade de heparina para evitar aderências.

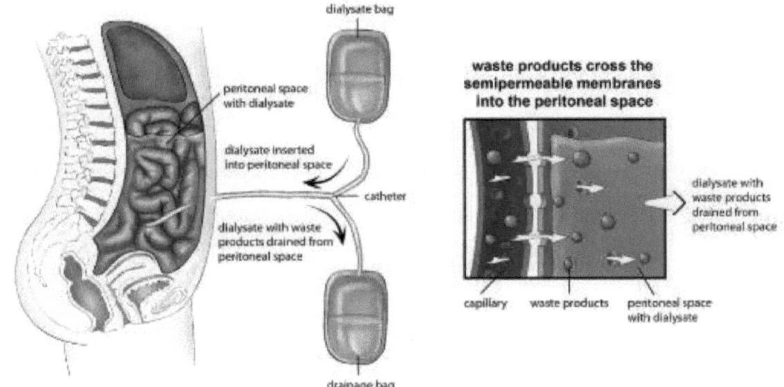

Figura 7. Complicações da diálise peritoneal em crianças com doença renal em fase terminal

Perturbação na entrada e saída de fluidos

Devido à acumulação de sangue com formação de coágulos no cateter ou à aderência da cabeça do cateter aos tecidos abdominais, pode ocorrer entrada e saída de fluidos. Nestes casos, o doente deve mudar de posição e o cateter deve ser deslocado. Além disso, a adição de um pouco de heparina também é útil para evitar a formação de coágulos. A lavagem do cateter com soro fisiológico com heparina e prolinase é útil. Também é necessário verificar o cateter através do controlo das pinças e da ausência de ar no cateter.

Fuga de solução de diálise

Ocorre devido ao aumento da pressão abdominal e à deslocação do cateter, e o edema abdominal é causado pela presença de líquido claro à volta do cateter. No caso de eventos múltiplos, a diálise peritoneal é interrompida durante alguns dias a 2 semanas ou mais para cicatrizar a inserção do cateter ou para substituir o cateter. Durante este período, é necessário evitar a atividade desnecessária dos músculos abdominais, o esforço e a defecação, que atrasam a cicatrização da ferida. A fuga na saída do cateter ou na parede abdominal pode ocorrer meses ou anos após a colocação do cateter. Em muitos casos, as fugas são evitadas administrando um pequeno volume (100 a 200 ml) e aumentando gradualmente o líquido de diálise para 2000 ml.

Por vezes, há **hemorragia e** drenagem de sangue. Especialmente em mulheres jovens durante a menstruação (o líquido hipertónico retira sangue do útero para as trompas de Falópio e para a cavidade peritoneal), a hemorragia é comum nas primeiras fases após a inserção de um novo cateter. O facto de haver algum sangue na cavidade abdominal devido à inserção do cateter. Em muitos casos, não é encontrada qualquer causa para a hemorragia.

No entanto, a deslocação do cateter é por vezes acompanhada de hemorragia. Alguns doentes apresentam uma drenagem sanguinolenta após um clister ou um traumatismo ligeiro. Em todos os casos, a hemorragia pára após 1 a 2 dias e não é necessária qualquer ação especial. Durante este período, são necessárias mais trocas para evitar que o cateter seja bloqueado por coágulos sanguíneos.

Dor: Dor ao entrar no fluido devido ao frio e à hiperosmolaridade do fluido de entrada e ao pH incorreto do fluido e a velocidade de entrada é elevada e diminui com o movimento da dor do doente. A dor é devido à pressão que o líquido exerce sobre as vísceras. A administração de lidocaína em solução também é útil.

Complicações abdominais: ocorrem devido a um aumento contínuo da pressão intra-abdominal e com sinais de inchaço no abdómen, nas virilhas e na região umbilical. Neste caso, deve entrar menos líquido durante a diálise e não permanecer no organismo durante dias.

Complicações respiratórias: A pressão do líquido que entra no diafragma reduz o volume atual e a falta de ar. Nestes casos, a cabeceira da cama deve ser levantada e a posição do doente alterada. Utilizar um volume menor de líquido de diálise. Reduzir a infusão o doente deve evitar comer durante a diálise. Obrigar o doente a tossir e a respirar fundo.

Hiperglicemia: ocorre especialmente em diabéticos que adicionaram a solução de insulina.

Prisão de ventre: A imobilidade, o facto de não comer, a presença de líquido no abdómen, os medicamentos, etc., são devidos à obstipação. O doente deve ser encorajado a movimentar-se e a consumir alimentos fibrosos e muitos líquidos.

Diminuição da albumina: Em duas substituições, perde-se uma pequena quantidade de albumina. Se a duração da diálise for mais longa, perde-se mais albumina de cada vez. Além disso, os alimentos pobres em proteínas reduzem a albumina sérica e o edema.

Prevenção: É necessário controlar os níveis de albumina sérica, verificar a existência de edema e reduzir a pressão arterial e as alterações de peso.

Imagem mental prejudicada: Devido à presença do balcão dentro do abdómen e dos tubos e saco de diálise, o doente tem um problema, que é a melhor solução para estabelecer uma relação amigável com o doente e educá-lo.

Dores de costas e anorexia: devido à presença de líquido no abdómen e a uma sensação constante de sabor doce devido à absorção de glicose. Hipertrigliceridemia, frequente nos doentes em diálise de longa duração, que pode acelerar a aterogénese, a acumulação de placas de gordura na parede interna dos vasos sanguíneos. Os beta-bloqueadores e os inibidores da enzima de conversão da angiotensina são utilizados para controlar a pressão arterial e proteger o coração. Considera-se a utilização de aspirina e estatinas.

Nutrição em diálise peritoneal: A dieta nestes doentes é um pouco diferente da dieta em hemodiálise. A necessidade de proteínas na diálise peritoneal aumentou para 1,2-1,5 g / kg / dia devido à perda de proteínas durante a diálise, que deve ser de cerca de 2/a de alimentos ricos em proteínas. Como os alimentos ricos em proteínas são ricos em fósforo, os níveis de fósforo devem ser monitorizados nestes doentes. Não há limite para a ingestão de água e sódio, uma vez que o aumento da percentagem de glucose solúvel pode retirar mais líquidos do corpo, mas requer menos potássio.

Vitaminas e outros minerais, como a hemodiálise. Além disso, a ingestão de calorias é elevada devido à absorção de dextrose da solução nestes doentes, o que é útil em doentes com deficiência energética, mas tem efeitos secundários em pessoas obesas. A maioria dos doentes em diálise sofre de diminuição do apetite, sensação de saciedade constante devido à glicose da diálise, stress, depressão, factores socioeconómicos, alterações do paladar e efeitos secundários dos medicamentos para a desnutrição.

Transplante de rim

O tratamento de eleição para a maioria dos doentes com ESRD é o transplante renal. O transplante renal consiste na remoção de um rim de um órgão vivo de um corpo humano e no seu transplante para um recetor com insuficiência renal crónica. Os transplantes de rins retirados de um ser humano vivo que seja totalmente compatível com o corpo do recetor (em termos de antigénios ABO e HLA) são um pouco mais bem sucedidos do que os rins retirados de um cadáver humano.

Nefrectomia do rim efectuada antes do transplante. O rim transplantado é colocado na parte anterior do paciente é ilíaca (anterior à espinha ilíaca). O ureter de um novo transplante liga-se à bexiga ou ao ureter do recetor. Avanços nas técnicas cirúrgicas e histológicas e medicamentos que suprimem o sistema imunitário. Transplante de rim utilizado como método lógico. Os métodos de manutenção e os efeitos dos fármacos imunossupressores aumentaram o sucesso do transplante renal.

Medidas pré-operatórias e atenção

A compatibilidade tecidular, a compatibilidade sanguínea e o rastreio de anticorpos são essenciais para que não haja coordenação entre os tecidos e as células do dador e do recetor. Os HLAs são o principal teste de compatibilidade de tecidos entre o recetor e o dador. Quanto maior for a semelhança entre os antigénios do dador e os antigénios do recetor do transplante, maior é a probabilidade de o transplante ser bem sucedido. O objetivo do tratamento pré-operatório é aproximar o estado metabólico do doente do normal.

Exame do trato urinário para verificar a função do colo da bexiga e o diagnóstico de refluxo urinário. O doente deve estar livre de infecções na altura do transplante. Porque, após a operação, o doente deve tomar medicamentos imunossupressores para evitar a rejeição do transplante. Por isso, deve ser avaliado e tratado em relação a qualquer infeção. As doenças das gengivas e as cáries dentárias são importantes na história dos doentes mentais porque são prescritos corticosteróides para enfraquecer o sistema imunitário do doente. A hemodiálise é frequentemente efectuada no dia anterior ao transplante para melhorar a condição física do doente. Doenças gastrointestinais tratadas antes do transplante, uma vez que a ingestão elevada de esteróides após o transplante pode agravar problemas como úlceras gástricas.

Seleção do doente para transplante

A pessoa selecionada é geralmente do grupo etário dos 4 aos 70 anos, que espera praticar durante cerca de 2 anos ou mais. Os clientes com mais de 70 anos têm um risco acrescido de complicações, mas existem diferenças individuais. O transplante em doentes com doença hepática, perturbações mentais, aterosclerose avançada, hipertensão, doença respiratória e hemorragia gastrointestinal é efectuado com especial cuidado. As doenças metabólicas, como a diabetes, a gota e o hipertiroidismo, apresentam maiores riscos, mas estes doentes transplantados são cuidadosamente examinados para evitar complicações.

Contador de indicações de transplante renal

- ✓ Infecções crónicas, como tuberculose ativa, SIDA, bronquiectasias.
- ✓ Enfarte do miocárdio grave.
- ✓ Doença maligna, HBSAGB antigénio positivo da hepatite.
- ✓ A doenças hepáticas e respiratórias.
- ✓ Aterosclerose múltipla.
- ✓ Hipertensão maligna.
- ✓ Toxicodependência por via intravenosa.
- ✓ Obesidade grave, vasculite ativa.
- ✓ Tem problemas mentais e sociais.

Os doentes com tumores malignos devem ser submetidos a diálise. Porque os medicamentos imunossupressores tomados após o transplante aumentam o risco de recorrência do cancro. Se tiver decorrido mais de um ano desde a erradicação do cancro, o cliente é considerado candidato a transplante.

Selecionador de transplantes (dador)

Dador vivo: O dador vivo é melhor do que os familiares próximos do doente, que são o melhor tipo de gémeos. Em geral, o recetor e o dador não precisam de ser iguais em termos de sexo, idade e raça. Por lei, os dadores devem ter pelo menos 18 anos de idade e raramente mais de 65 anos. No Irão, a doação de órgãos em caso de morte cerebral é legal e legalmente permitida. Os rins retirados dos cadáveres de menores tornam-se hipertróficos num curto espaço de tempo para satisfazer as necessidades dos adultos. Todos os adultos encolhem depois de colocados na cavidade abdominal do bebé e aumentam de tamanho à medida que o bebé cresce.

Cadáver: A viabilidade de todas as dádivas do cadáver é mantida até à cirurgia de transplante. A manutenção dos rins com uma técnica específica de temperatura tem sido registada de 24 a 72 horas. O método de manutenção envolve a limpeza dos componentes sanguíneos formados através da introdução de uma solução electrolítica heparinizada a uma temperatura de 2 a 4°C. O rim é mantido durante mais de 6 a 12 horas através da utilização de uma bomba de fluxo oxigenador.

Pontos importantes antes da operação:

- ✓ Se uma pessoa tiver um historial de hiperlipidemia, deve ser tratada antes do transplante.
- ✓ Doentes com problemas cerebrovasculares tratados e sem problemas até 6 meses antes do transplante.
- ✓ O tabagismo aumenta o risco de cirurgia e de malignidade após o transplante e de doença cardiovascular, pelo que o doente não deve ter qualquer dependência tabágica nos 6 meses anteriores ao transplante.
- ✓ O enfermeiro deve preparar o doente para o exame urológico, o exame completo, a cultura de urina e a ecografia.
- ✓ É necessário encorajar a utilização de eritropoietina prescrita para reduzir os efeitos tóxicos (antes do transplante).
- ✓ Se houver hipercalemia e uso excessivo, o paciente é preparado para diálise.
- ✓ Teste para detetar infecções bacterianas virais (hepatite B, HIVC e citomegalovírus) no dador e no recetor.
- ✓ Educar o doente para minimizar o contacto com amigos e conhecidos que tenham uma infeção conhecida.
- ✓ Problemas dentários e genitais verificados e tratados antes do transplante.
- ✓ Informar o doente sobre as vacinas vivas, como a varíola, a rubéola, a papeira e a poliomielite oral, que não devem ser administradas.
- ✓ Não expor à luz solar.
- ✓ As mulheres fazem um exame anual de Papanicolau.

✓ O controlo da glicose é essencial nos doentes diabéticos antes do transplante.

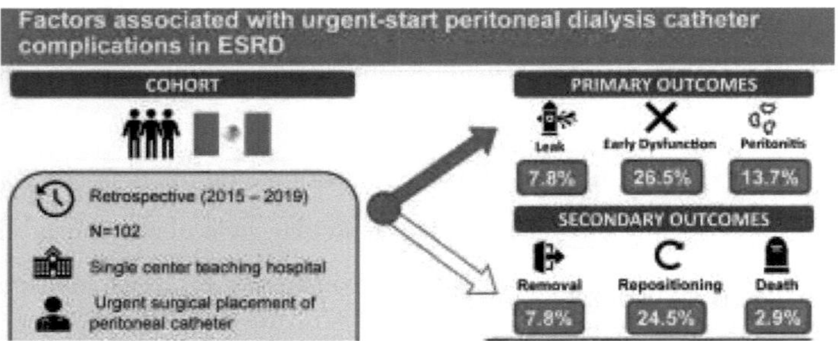

Figura 8. Factores Associados às Complicações do Cateter de Diálise Peritoneal de Início Urgente

Preparação do paciente, realização de fisioterapia respiratória e preparação para o exercício após a cirurgia, a artéria renal suturada à artéria ilíaca. A veia renal do dador suturada à veia ilíaca. O transplante demora normalmente 3 a 4 horas.

O rim transplantado é geralmente colocado na cavidade ilíaca e a cavidade peritoneal não é envolvida no transplante. O rim transplantado é geralmente colocado na cavidade ilíaca anterior. A posição anatómica habitual é a inversa. Esta posição facilita a realização de anastomoses ureterais, arteriais e da veia renal e permite o exame tátil.

Nota: Normalmente, o rim não é removido para manter a produção de eritropoietina, o controlo da pressão arterial, a síntese de prostaglandinas e o metabolismo , a menos que esteja infetado ou cause hipertensão significativa no doente, caso em que o recetor será submetido a nefrectomia bilateral antes do transplante. Torna-se.

Nota: O ureter deve ser o mais longo possível, o suficiente para se ligar à bexiga e evitar o refluxo urinário. Se o ureter for curto, é efectuada uma ureter-ureterostomia. Um cateter é inserido no local da ferida para drenar o líquido acumulado.

Pontos importantes dos cuidados pós-operatórios

- ✓ Uma diminuição súbita do débito urinário é importante. Porque pode desencadear complicações como recidiva, necrose tubular aguda, trombose ou obstrução.
- ✓ A cor da urina é verificada cuidadosamente de hora a hora. A urina é inicialmente cor-de-rosa e sanguinolenta, mas volta gradualmente ao normal dentro de alguns dias ou semanas.
- ✓ A lavagem frequente da bexiga é por vezes efectuada para reduzir a formação de coágulos sanguíneos que aumentam a pressão na bexiga e põem em perigo o transplante. Os cuidados regulares com o cateter são essenciais para minimizar a contaminação. O cateter é retirado o mais rapidamente possível para evitar infecções. Normalmente, é retirado 3 a 7 dias após a operação.
- ✓ As análises diárias à urina incluem urinálise, níveis de glucose, acetona, cultura de urina e gravidade específica da urina.
- ✓ O período pós-transplante pode levar a oligúria e diurese. A oligúria pode ser o resultado de isquemia ou necrose aguda, rejeição e outras complicações.
- ✓ Para aumentar o débito urinário, o médico pode prescrever diuréticos ou medicamentos osmóticos, como o manitol.

- ✓ O enfermeiro e o médico devem monitorizar de perto o estado do doente. Porque o aumento da ingestão de líquidos pode aumentar a tensão arterial, possível insuficiência cardíaca e edema pulmonar.
- ✓ Para medir o estado dos fluidos, são essenciais medições diárias do peso, da tensão arterial e medições exactas de I&Q.
- ✓ Se ocorrer após um transplante de Diose, o enfermeiro deve monitorizar a Q&I e monitorizar os distúrbios electrolíticos, como a hipocalemia e a hiponatremia.

Nota: A diminuição do volume de fluidos devido à diurese pode baixar a pressão arterial, o que pode levar a um excesso de oxigenação e de fornecimento de sangue ao novo rim e pôr em perigo a vida do transplantado.

Complicações da cirurgia

A complicação mais comum e ameaçadora do transplante renal é a rejeição do rim. A determinação precoce da recidiva antes do aparecimento dos sintomas clínicos Um dos problemas graves da transplantação é a determinação precoce da recidiva antes do aparecimento dos sintomas clínicos. Para este efeito, foram sugeridos muitos testes e a medição em série da PCR no sangue de um doente após o transplante é utilizada como guia de diagnóstico.

Tipos de rejeição de ligações

Hiperaguda: Ocorre imediatamente após a cirurgia de transplante (dentro de 48 horas após a cirurgia ou imediatamente na sala de operações). Assim que a anastomose arterial é estabelecida, os anticorpos cistotóxicos na corrente sanguínea causam enfarte do tecido estranho. Um rim rejeitado de forma aguda é removido imediatamente para evitar mais complicações.

Sintomas: febre, tensão arterial elevada, dor no enxerto.

Tratamento: A remoção do rim transplantado é uma emergência.

Acelerado: Geralmente ocorre 3 a 5 dias após o transplante.

Causa: Uma resposta secundária à formação de anticorpos após o contacto com um antigénio ao qual o doente era previamente sensível. Por vezes, pode ser revertida com doses elevadas de medicamentos imunossupressores fortes.

Rejeição de transplante aguda

O tipo mais comum de rejeição num doente transplantado é a rejeição do transplante. Ocorre dias e meses após a cirurgia, mas pode ocorrer dois ou mais anos após o transplante. Este tipo de rejeição de transplante tem como causa a resposta imunitária mediada por células. No primeiro ataque, os linfócitos demoram algum tempo a sentir-se.

Sintomas de rejeição aguda do transplante

- ✓ A redução da produção inclui oligúria e anúria.
- ✓ Febre superior a 37,7 para esconder com esteróides.
- ✓ Sensibilidade do rim transplantado e aumento do seu volume.
- ✓ Humano, ganho de peso súbito de 2 a 3 libras por dia.
- ✓ Hipertensão, letargia geral.
- ✓ Retenção de líquidos, aumento de BUN, C e potássio.
- ✓ Diminuição da depuração da creatinina.

Tratamento: Aumentar o curso dos medicamentos que enfraquecem o sistema imunitário.

Nota: Para diagnosticar a rejeição do transplante, são úteis os sinais clínicos, a ecografia renal e a biopsia. A biópsia renal percutânea é a forma mais segura de diagnosticar a rejeição do transplante.

Rejeição crónica de transplantes

Trata-se de um processo lento e progressivo.

Causa: Respostas imunitárias celulares e humorais. Ocorre em alguns meses ou anos.

Sintomas: Semelhante à rejeição aguda, mas mais lenta.

- ✓ Gradualmente, o BUN e a Cr aumentam.
- ✓ Retenção de líquidos, alterações dos electrólitos séricos.
- ✓ Fadiga, tratamento de manutenção até à necessidade de diálise.

Tratamento geral da rejeição de transplantes

Altas doses de metilprednisolona administradas por via intravenosa. Irradiação local do enxerto utilizada para matar os linfócitos não filtrados. Irradiação de todo o sistema linfoide para reduzir a dose de corticosteróides.

Complicações da cirurgia

Estenose da artéria renal, infeção, problemas na ferida, incluindo hematoma, que podem causar infeção e pressão externa sobre o novo rim. A principal causa de morte nos receptores de morte é a infeção. O enfermeiro tem um papel preventivo na deteção dos primeiros sinais de infeção.

Problemas do trato urinário: Fugas, fístulas, obstrução, formação de cálculos, contração do colo da bexiga, inchaço dos testículos e rutura do enxerto.

Estenose da artéria renal: Estenose renal caracterizada por um aumento da pressão arterial e uma rouquidão na parte superior do local da anastomose arterial e diminuição da função renal.

Infeção: As infecções do trato urinário são comuns após o transplante renal. A utilização de imunossupressores, a presença de um cateter vesical, o sexo feminino, a diabetes mellitus e as anomalias pré-existentes do trato urinário são factores de risco.

Nota: Todas as dádivas de um familiar vivo de um doente começam normalmente imediatamente após a cirurgia e produzem uma grande quantidade de urina diluída.

Cuidados durante a toma de medicamentos imunossupressores

Os medicamentos imunossupressores renais utilizados no transplante incluem:

Azatioprina: A azatioprina (Imuran) é o medicamento mais utilizado na imunossupressão. É útil na prevenção da rejeição do transplante, mas não é eficaz no tratamento da rejeição aguda. É administrado por via intravenosa ou oral.

Ciclosporina: O medicamento de eleição para quase todos os rins transplantados. A principal vantagem deste medicamento é a sua especificidade. Inibe a atividade das falhas activas e a produção de anticorpos que levam à rejeição do enxerto, mas este medicamento não afecta os sistemas de anticorpos que previnem a infeção. Este medicamento reduz o risco de rejeição do transplante em diabéticos e idosos, que é maior se forem utilizados outros medicamentos não-depressivos.

O tratamento com este fármaco inicia-se algumas horas antes da cirurgia e, após a cirurgia, a uma taxa de 14 a 18 mg por quilograma de peso corporal durante 7 a 14 dias e de 10 mg por quilograma de peso corporal reduzido. É administrado por via oral ou intravenosa. O método intravenoso é utilizado quando o doente é incapaz de receber a dose oral. A dose intravenosa é geralmente a dose oral. Uma dose intravenosa infundida lentamente durante 2 a 6 horas e utilizada por via oral em vez de oral sempre que possível.

A ciclosporina oral tem um sabor muito desagradável. Misturar o medicamento com leite ou sumo de fruta facilita a sua ingestão pelo doente. O medicamento misturado num recipiente de vidro. Porque os plásticos absorvem-no. A dose de ciclosporina é monitorizada, uma vez que existe frequentemente um intervalo entre a dose tóxica do medicamento e a sua dose temporal. A principal complicação é a toxicidade renal. É muitas vezes difícil distinguir entre a nefrotoxicidade induzida pela ciclosporina e a rejeição do transplante. Este medicamento aumenta o nível de colesterol total e de LDL, pelo que é necessário ensinar uma alimentação correta e exercício físico adequado.

Tacrosimus: Inibe a atividade dos linfócitos T através da ligação a proteínas intracelulares e impede a formação de núcleos materiais para as células T activadas. Tacrolimus não é adequado para mulheres que planeiam engravidar. Não altera os níveis de colesterol e não provoca obesidade e hipertensão. O tacrolimus não provoca grandes alterações na face do doente.

Micofenolato de mofetil: Suprime a proliferação dos linfócitos B. Inibe a ação das enzimas inosina fosfato e desidrogenase, necessárias para a produção de proteínas. É frequentemente utilizado em combinação com ciclosporina e corticosteróides para evitar a rejeição do enxerto. Este medicamento é interrompido na semana anterior à gravidez e pode ser utilizado durante o aleitamento. Também não causa alterações no colesterol, HTN e obesidade.

Educação dos doentes

- ✓ O doente foi informado de que o acompanhamento é obrigatório durante toda a vida.
- ✓ Evitar desportos que possam danificar o rim transplantado.
- ✓ O doente explicou a importância da rotação da cama, da tosse e da respiração profunda de 2 em 2 horas.
- ✓ Explicação suficiente sobre os medicamentos prescritos.
- ✓ Ênfase na importância de uma técnica adequada de lavagem das mãos para o doente e para as outras pessoas em contacto com ele.
- ✓ Salientar ao doente que deve evitar o contacto com pessoas infectadas.
- ✓ Ênfase na necessidade de dormir e descansar.

- ✓ Incentivar o doente a realizar actividades gradualmente progressivas e a participar no programa diário até ao ponto de tolerância.
- ✓ A ênfase é colocada em evitar levantar objectos pesados.
- ✓ Aconselhar um médico a comunicar uma febre superior a 38,5.
- ✓ Peça ao seu médico que comunique os sintomas de vermelhidão, dor, inchaço ou secreção do local.
- ✓ Salientar que o doente deve prestar atenção aos sintomas de infeção do trato urinário.
- ✓ Ensinar os sintomas da infeção do trato urinário.
- ✓ Aconselhar a evitar esforços durante a defecação.
- ✓ Explicar as limitações dos desportos de contacto e de condução.
- ✓ Conselhos sobre dieta e restrição de líquidos.

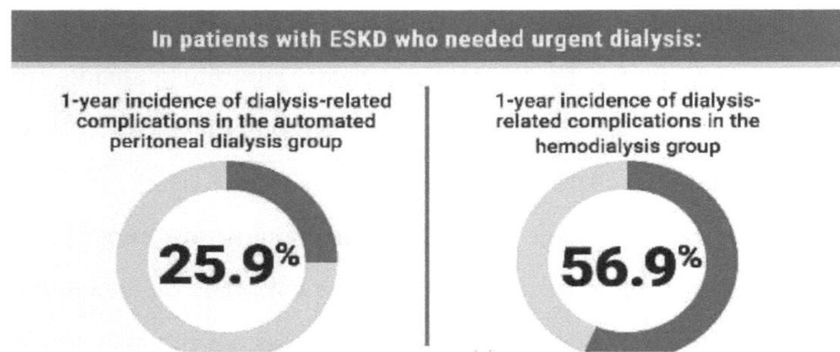

Figura 9. A DP automatizada está associada a menos complicações e a custos mais baixos do que a hemodiálise em alguns doentes

Capítulo 2: Diagnóstico de enfermagem no transplante renal

Risco de depleção de fluidos na interface entre hipovolemia e hemorragia:

- ✓ Visualização e registo contínuos de Q. & me
- ✓ Verificar a hemorragia e a abertura do penso do tubo e do cateter de hora a hora.

Dor relacionada com a nefrectomia

- ✓ É importante avaliar a gravidade da posição e a duração da dor.
- ✓ Reconhecer a resposta verbal não-verbal do doente à dor.
- ✓ Assegurar que os cateteres e os tubos estão abertos para aumentar a drenagem. Evitar o colapso da pressão dos cateteres e dos tubos.
- ✓ Administrar analgesia e registar os sinais do seu efeito no cliente.
- ✓ Proporcionar conforto e comodidade ao cliente.

Risco de infeção em relação ao local da incisão cirúrgica:

- ✓ Verificar o local da operação de 4 em 4 dias quanto a vermelhidão, edema, sensibilidade e secreção.
- ✓ Sinais e sintomas comunicados, se presentes.
- ✓ Preparação de uma cultura do local da ferida e determinação do tipo de bactérias e exame de leucócitos.
- ✓ Aumento do desconforto do doente com a perda de uma parte do corpo ou de um órgão.

- ✓ Criar um ambiente seguro e aceitável para manter a auto-confiança e exprimir sentimentos e receios.
- ✓ Reforçar o sentimento de ser valioso e saudável nos pontos positivos da vida.
- ✓ Comunicar com outras pessoas ou membros que o apoiem para reduzir os sentimentos de isolamento.

Alterações físicas e psicológicas quando se tomam medicamentos não depressivos:

As alterações da imagem mental provocam stress e ansiedade. Na face de Cushing, é importante evitar a ingestão de líquidos. Trata-se de um efeito secundário dos esteróides. A aparência facial em crianças e adolescentes pode desenvolver uma testa grossa e hipertrofia, o que é mais comum na ciclosporina. A utilização de medicamentos que não tenham estes efeitos secundários pode proporcionar uma maior qualidade de vida.

Por conseguinte, os efeitos secundários gerais e aparentes dos medicamentos imunossupressores são eficazes na sua utilização. Deve ser iniciada uma educação pré-transplante adequada e o doente deve ser informado sobre os efeitos secundários dos medicamentos que deve tomar mais tarde e ter mais inconsistências e ajuda na sua toma.

Nota: Quando a ciclosporina e o tacrolimus são intoxicados, provocam uma série de sintomas clínicos. Desde convulsões, confusão aguda, epilepsia postural até linguagem e expressão anormais, o coma é uma manifestação invulgar.

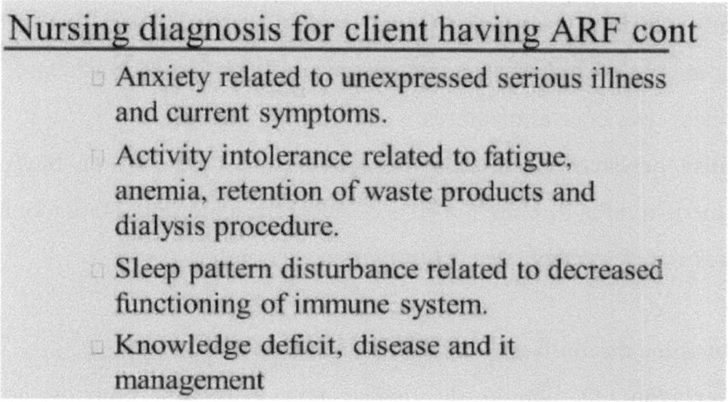

Nursing diagnosis for client having ARF cont

- Anxiety related to unexpressed serious illness and current symptoms.
- Activity intolerance related to fatigue, anemia, retention of waste products and dialysis procedure.
- Sleep pattern disturbance related to decreased functioning of immune system.
- Knowledge deficit, disease and it management

Figura 10. Insuficiência renal crónica

Diálise

A diálise consiste nas duas palavras Dia, que significa através de, e Lysis, que significa decomposição ou dissolução, e é geralmente referida como um método em que duas soluções com partículas diferentes são unidas por uma membrana semipermeável e, devido às leis da difusão e da transferência, os materiais solúveis passam de um lado para o outro. A diálise é essencial quando a depuração da creatinina é inferior a 10, no início da síndrome de uremia e nas pessoas com potássio sanguíneo elevado e excesso de fluidos, apesar da ureia sanguínea baixa.

Início da diálise

A diretiva divide-se em duas categorias gerais:

Diálise tardia obrigatória: Quando a TFG é inferior a 5% e existem sintomas de risco de vida e o doente necessita de diálise. Nesta fase, há também restrições alimentares.

Diálise precoce: Neste caso, não há sintomas e a taxa de filtração glomerular situa-se entre 5 e 10% e, ao contrário do tipo retardado, não há restrições alimentares e causará menos complicações.

Princípios da diálise: A diálise baseia-se em três princípios:

Libertação: O líquido de diálise tem a mesma composição e concentração que o plasma. A água, os electrólitos e outras substâncias são trocados através da membrana semipermeável entre as soluções plasmáticas, que são trocadas do meio concentrado para a concentração mais baixa. Isto é, com base no facto de as religiões estarem concentradas no material.

Para uma melhor purificação, são necessárias as seguintes condições:

- ✓ Quanto mais rápido o fluido de diálise fluir e quanto mais curto for o tempo de contacto entre os dois lados, melhor será a filtração e o material passará do sangue para o fluido de diálise. Se a velocidade for baixa, a transferência de partículas inverter-se-á
- ✓ A velocidade do fluxo sanguíneo tem um grande efeito na quantidade de limpeza.
- ✓ O movimento inverso do fluido de diálise e do sangue também conduzirá a uma melhor purificação.
- ✓ Se a diálise tiver uma membrana mais fina e mais poros e área de contacto, a operação de difusão será melhor.

Osmose: provoca a transferência de água através da membrana semipermeável de um meio com uma concentração mais baixa para um meio com uma concentração mais elevada. Para aumentar a concentração do líquido de diálise, adiciona-se-lhe glicose, a passagem da glicose e da água será em sentidos opostos. As moléculas de água deslocam-se muito mais rapidamente do que a glicose, e a rigidez que temos em concentrações elevadas de glicose aumentará de volume. Desta forma, o excesso de água corporal é aspirado.

Ultrafiltração: O movimento do líquido através de uma membrana semipermeável é devido a uma diferença de pressão artificial. Na secção de pressão sanguínea positiva, que normalmente é de 100-50 mm Hg, e no lado do fluido de diálise, a pressão negativa que cria o máximo (-450 mm) deve ser cuidada se a diferença de pressão TMP atingir mais de 500 mm Hg, o risco de rutura da diálise e há hemorragia.

Nota: A ultrafiltração é utilizada quando o excesso de água é tão grande que a osmose não é suficiente para remover toda a água.

Tipos de diálise

Hemodiálise (diálise do sangue): Durante a hemodiálise, o doente entra na máquina de diálise e os materiais são trocados através da membrana semipermeável. As toxinas excretadas do corpo e, por vezes, os electrólitos e outras substâncias corporais em excesso que se encontram em níveis baixos são adicionados ao sangue e devolvidos ao corpo.

Nota: A hemodiálise, apesar de excretar as toxinas e o excesso de água do organismo, não é capaz de realizar as funções metabólicas e endócrinas do rim, e as terapias alternativas utilizadas durante a diálise.

Diálise peritoneal

- ✓ Diálise peritoneal contínua em ambulatório (CAPD)
- ✓ Diálise peritoneal rotativa contínua (CCPD)
- ✓ Diálise peritoneal intermitente nocturna (NIPD)

Indicações da diálise na insuficiência aguda

Uremia Diálise efectuada logo que ocorra uremia ou quando o BUN for superior a 100 Meg/L, mesmo que assintomático. Hipercalemia resistente ao edema pulmonar devido ao aumento da acidose metabólica, se não responder ao tratamento com bicarbonato de sódio ou quando a concentração de sódio é demasiado elevada e não se pode prescrever bicarbonato, perturbações neurológicas devido ao aumento da ureia e da creatinina, cada uma das quais é vista Sintomas de cefaleias, insónias, tonturas, convulsões e coma devem ser dialisados.

Indicação de diálise na insuficiência crónica

Quando a função renal atinge 10% do normal, os rins deixam de ser capazes de funcionar e a pessoa entra na fase de ESRD, necessitando de diálise ou de um transplante renal para sobreviver.

A diálise peritoneal é preferível nos seguintes casos:

- ✓ Crianças ou crianças muito pequenas.
- ✓ Doentes com doença cardiovascular grave.

- ✓ Pacientes com problemas de método de acesso.
- ✓ Os doentes querem mais liberdade nas deslocações.
- ✓ Membrana peritoneal inadequada e aderências, fibrose e malignidade.
- ✓ Pacientes com problemas nos discos vertebrais.

Factores que afectam a eficácia da hemodiálise

- ✓ Composição do fluido de diálise.
- ✓ Espessura da membrana semi-permeável, tamanho do capilar e superfície da membrana.
- ✓ Pressão positiva e negativa.
- ✓ Temperatura do fluido de diálise.
- ✓ A eficácia da equipa de tratamento.

Tipos de testes necessários na diálise sanguínea

Exame pré-diálise: a quantidade de excesso de peso, o controlo dos sinais vitais, a interrogação do doente sobre o estado de hemorragia, o bom funcionamento do ACCESS vascular (tato de tração e audição externa) e o facto de estar livre de infecções.

Avaliação durante a diálise: pressão arterial intravenosa, número de saídas de fluido TMP, fluxo de solução de diálise, fluxo sanguíneo, observação e controlo da suavidade, controlo do estado geral do doente durante a diálise, linhas especiais para o fluxo sanguíneo e ligações, observação e monitorização da máquina, bomba de heparina Monitorização e monitorização de alarmes de ar e bolhas de ar e de fugas de sangue. Existe a possibilidade de coagulação quando o sangue colide com superfícies externas, como filtros e linhas. A presença de um coágulo na linha venosa aumenta a pressão arterial e venosa. A presença de um coágulo na linha arterial aumenta a pressão arterial e diminui a pressão venosa.

Exames pós-diálise: controlo do peso e da perda de peso, controlo dos sinais vitais de temperatura e pulso, controlo dos fluidos injectados (soro sanguíneo), dor e outros sintomas e queixas do doente, avaliação do acesso vascular, estado da coagulação, lembrar o doente da próxima diálise.

Exames mensais: Estado nutricional e controlo da dieta e dos líquidos, peso seco 7/KT, regularidade do fluxo sanguíneo, análises químicas CA-K, alterações dos sinais vitais, acesso vascular, aneurisma, dose de heparina, eventuais hemorragias e outras complicações.

Exames físicos: função intestinal, sono e estado sexual, exame dos medicamentos do cliente, estado psicossocial.

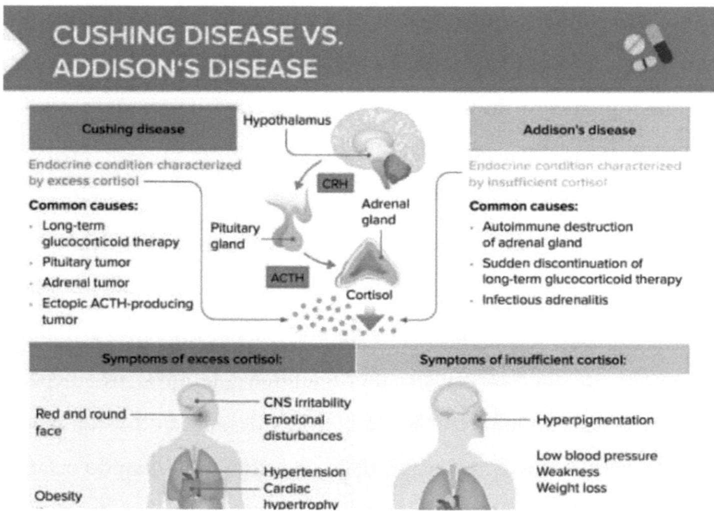

Figura 11. Lesão renal aguda

Factores que afectam a diálise

Envelhecimento, exercício, aumento do hematócrito Diminuição da pressão arterial Diabetes mellitus, retinopatia, hipotensão ortostática na fadiga, aumento de peso, hipertensão, demência diálise devido à acumulação de alumínio.

Comentários e pontos de interesse

Pressão arterial: é um dos parâmetros mais importantes para medir o volume de fluidos corporais. A tensão arterial é medida na mão que acede às artérias.

Controlo dos sinais vitais da TPR: A temperatura elevada pode ser um sinal de infeção do acesso vascular. Um aumento da temperatura durante a diálise pode dever-se a reacções anafilácticas ou a um aumento da temperatura da solução de diálise. O pulso elevado indica um aumento do volume de fluidos ou anemia. A respiração rápida pode ser um sinal de acumulação excessiva de líquidos e de falta de ar.

Peso: O aumento de peso antes da diálise é um bom critério para determinar a quantidade de filtração e o aumento de peso após a diálise mostra a eficiência da diálise. O doente foi pesado antes e depois dos intervalos de diálise. O excesso de peso admissível para o doente é um máximo de 0,5-1 kg por dia ou menos de 3% do seu peso seco. O excesso de peso provoca um edema evidente no doente. Após a diálise, o doente deve ter o seu peso ideal, que é o peso seco.

Nota: Peso seco: O peso músculo-esquelético do doente sem qualquer líquido extra no corpo.

Nota: Diálise seca: é quando apenas a água é retirada do corpo do doente e não há alteração dos electrólitos. Não há necessidade de líquido de diálise e apenas se cria pressão negativa.

Edema: o excesso de peso provoca inchaço no tornozelo, no sacro, na face e à volta dos olhos e dilatação da veia jugular.

Vias de acesso vascular: A presença de infeção é verificada em termos de pulso, vibração e calor.

Formas de acesso vascular e cuidados a ter

Acesso vascular de curta duração

Cateterização intravenosa: Neste método, o cateter é introduzido na veia do doente através da pele e é colocado maioritariamente na veia subclávia e na veia jugular interna e femoral. Sheldon é utilizado até 6 semanas e, devido a infeção, é substituído a cada 3-4 semanas.

Cateter femoral: Este cateter insere-se menos, exceto em situações de emergência em que não é especializado. É deixado para um acesso mais fácil, que pode ser usado até 2 vezes. Femoral também utilizado em pacientes com dificuldade respiratória aguda ou aqueles com estenose subclávia. O cateter pode ser bidirecional ou unidirecional. O cateter pode ser unidirecional devido ao elevado retorno do sangue de diálise para a máquina de diálise. A intersecção dos orifícios de saída e de saída do sangue é espaçada e o retorno do sangue é minimizado.

Cateter subclávio: É adequado para o acesso imediato à circulação sanguínea e permite a hemodiálise durante várias semanas. Atualmente, substitui o shunt.

Cateter de Sheldon Cateter interno: O doente está deitado de costas e está na posição de Trendlernberg. Roda na direção oposta. Após percussão e anestesia local, o cateter é inserido na pele da sutura e, em seguida, a localização correta do cateter é confirmada por radiografia.

Para evitar infecções no início e no fim da diálise, é muito importante seguir os conselhos de esterilização

- ✓ Betadine colocado na extremidade dos cateteres durante 5 minutos antes da diálise.
- ✓ Após a diálise, o local é lavado com água oxigenada e betadine e o penso é feito com uma técnica estéril.
- ✓ O local do cateterismo tem de ser tratado diariamente com betadine e pomadas antibióticas.
- ✓ Para evitar a coagulação do sangue no cateter, após cada diálise, são injectadas no balcão 5000 unidades (cc1) de heparina diluídas em 9 cc de soro fisiológico.

Nota: A radiografia do tórax e as injecções no interior do cateter fazem-se após a colocação do cateter. Se o cateter estiver saliente e nunca mais voltar, aplicar uma ligadura de compressão para controlar a hemorragia. Utilizar um protetor de borracha especial para evitar a perfuração da borracha do cateter e para fixar.

Cateter femoral: Este método é normalmente utilizado em situações de emergência. A cateterização da veia femoral é adequada quando a diálise sanguínea de curta duração ou é necessária por menos de 1 semana. Este tipo de cateter também é útil para efetuar hemodiálise inicialmente em doentes com edema pulmonar agudo. Este cateter é utilizado mais de duas vezes para hemodiálise. Porque a possibilidade de infeção é alta devido à proximidade com o períneo e sangramento. Este procedimento restringe a anca do doente. Uma das vantagens deste método é o fácil acesso a esta veia em comparação com a veia subclávia. Após a remoção do cateter, a área é pressionada durante 5 minutos. Este método não é utilizado no transplante renal. Porque existe a possibilidade de trombose femoral do cateter.

Derivação artério-venosa

Utilizado quando há necessidade de acesso imediato, sendo utilizado imediatamente após a instalação. O shunt é utilizado durante 12-12 meses. A veia cefálica do antebraço é geralmente colocada na artéria radial, mas a extremidade superior é preferencialmente mantida intacta para a fístula arteriovenosa. É preferível colocar uma derivação no membro inferior e entre a artéria tibial e a veia safena.

Nota: A derivação não deve estar demasiado próxima das articulações, uma vez que o movimento danificará a derivação e a derivação restringirá o movimento.

O shunt é feito de Teflon e tem três partes. Linha venosa, linha arterial e interface entre as duas linhas. Durante a diálise, a ligação entre as linhas arterial e venosa é removida. Neste método, devido ao movimento constante do sangue, não há necessidade de heparinizar as linhas. Em caso de derivação no membro superior, o teste de Allen é efectuado antes disso. Após a derivação, o membro deve ser fixado e imobilizado por até 10 dias; o local enfaixado e seco por até 1 semana com betadine, pomada antibiótica e curativo. A fim de evitar que o edema do membro seja colocado acima do nível do corpo, a monitorização do fluxo sanguíneo do membro deve ser mantida quente. **Nota:** É proibida a sangria, a injeção de medicamentos e o soro do shunt. Medição da tensão arterial com a mão. Levantamento de objectos pesados com a mão. Não aplicar pressão na mão. Não dormir, porque reduz o fluxo sanguíneo e provoca coágulos.

Contra-indicações para a utilização de shunts: O paciente mental, porque a linha de sangramento é alta, é possível abrir a interface média do paciente.

Complicações da utilização do shunt: infeção e coágulo ou trombose, hemorragia, alergias cutâneas.

Acesso vascular prolongado

Fístula artério-venosa: O melhor método de acesso vascular na hemodiálise crónica é a fístula, que é utilizada durante 5-7 anos e até 10 anos. Uma vez que não existe corpo estranho neste método, o risco de coágulos e de infeção é menor. A fístula é utilizada 4-6 semanas após a cirurgia. A fístula tornar-se-á tão grande e cheia de sangue que teremos acesso a uma grande quantidade de sangue, pelo menos 200 cc por minuto. As artérias venosas adjacentes também se ligam de forma a que a transferência de sangue da artéria para a veia faça com que o sangue entre na veia e a mesma veia seja utilizada para entrar e sair do sangue. Normalmente é colocada na mão que não é muito utilizada (mão esquerda). Uma fístula é a ligação entre a artéria radial e a veia cefálica no antebraço anterior e, por vezes, as artérias do braço.

Extremidade a extremidade: A extremidade da artéria até à extremidade da veia não é adequada devido à interrupção do fornecimento de sangue à área distal. O fluxo sanguíneo para o órgão abaixo do local da fístula é interrompido porque a veia está fechada. O retorno venoso do órgão pára e o sangue permanece no órgão. Este deve utilizar artérias secundárias para alimentar o sangue do órgão afetado.

Lado a lado: É o método mais comum de o fazer nas artérias e veias. É anastomosado lado a lado. A desvantagem deste método é que muitas vezes desenvolve e aumenta o fluxo sanguíneo entre a extremidade venosa do membro, o que provoca a dilatação da rede venosa e o inchaço da mão ou do membro.

Extremidade lateral: A extremidade da veia dá para o lado da artéria anastomótica e é o melhor método. Neste método, não ocorre edema dos órgãos. Este método permite que todo o sangue flua para a veia aberta.

Lado a lado: Este método está atualmente obsoleto.

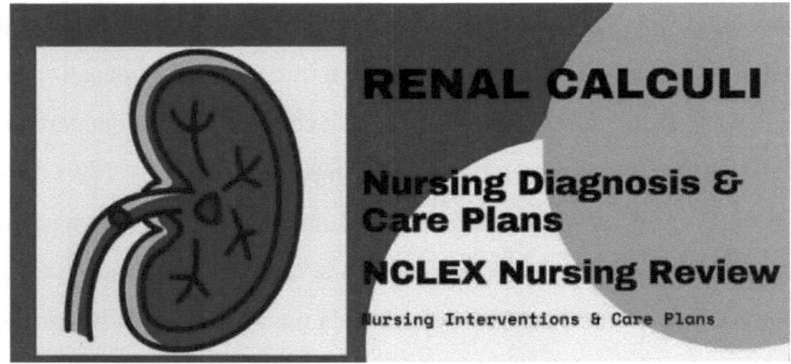

Figura 12. Diagnóstico de Enfermagem de Pedras nos Rins e Plano de Cuidados

Desvantagens e complicações da fístula:

Os doentes com aterosclerose, diabetes e doentes com vasos sanguíneos pequenos não são bons candidatos a fístulas. A complicação mais comum de uma fístula é a trombose. A estenose da fístula é geralmente causada por uma redução da pressão arterial. Outras complicações incluem aneurisma após diálise grave, infeção estafilocócica com sintomas de vermelhidão, febre, inchaço da fístula e dor.

Síndroma de roubo: Neste síndroma, a redução do fluxo sanguíneo para o órgão abaixo da fístula deve-se à baixa pressão sanguínea na fístula e ao desvio de sangue da artéria radial para a veia, que é acompanhado de dor e frio.

Síndrome do túnel cárpico: Ocorre devido a edema e pressão sobre o nervo mediano e a hemorragia deve-se à heparinização do doente.

Cuidados com a fístula: Um órgão com uma fístula é colocado mais alto do que o corpo nos primeiros dias para evitar o edema. Não se deve exercer pressão sobre a mão que tem a fístula. Exercita-se um trabalho intenso para aumentar o fluxo sanguíneo da fístula, normalmente utilizando bolas ou pasta especiais. Se a fístula for dura, uma compressa quente sobre a zona será útil. O doente é aconselhado a comunicar quaisquer sinais de dormência, comichão ou dor ao seu enfermeiro e médico. Não são efectuadas colheitas de sangue ou injecções numa mão com uma fístula.

Enxerto: Enxerto utilizado quando não é possível fistular o paciente devido à inadequação das artérias do paciente e outros problemas. O enxerto pode ser autógeno ou cinético. No tipo autógeno, é retirado um pedaço da veia safena do próprio paciente e enxertado subcutaneamente no antebraço entre a veia basílica e a artéria braquial (anelar) ou entre a artéria radial e a veia basílica (reto) ou acima da coxa.

Complicações do enxerto: coágulo, aneurisma, hemorragia, infeção, trombose. A trombose do enxerto é mais comum do que as fístulas devido ao agulhamento repetido numa área, infeção e estenose venosa. As infecções em enxertos sintéticos são mais comuns devido a estafilococos e, por vezes, a factores gram-negativos.

Acesso vascular percutâneo

Este método não necessita de agulhas repetidas. Tem um sistema semelhante a um parafuso e, depois de ligar a veia e a artéria, é colocado um dispositivo no vaso, cujo comprimento depende da distância do vaso para a superfície do corpo. Tem uma tampa que se fecha nos intervalos da hemodiálise. Devido à presença de um corpo estranho, a possibilidade de infeção é elevada e, em caso de traumatismo, ocorrerá uma hemorragia grave.

Máquina de diálise e seus componentes

Este aparelho possui uma bomba de sangue, um sistema de fornecimento e saída de líquidos, entradas para desinfectantes e lavagem do aparelho após cada utilização, vários monitores para avaliar o funcionamento do aparelho e do doente e durante a diálise.

Bomba de sangue: Bombeia a bomba de sangue do corpo para o tubo, porque a pressão arterial do doente não é suficientemente elevada para que o sangue entre rapidamente no dispositivo. A velocidade da bomba é normalmente definida para 300 rpm, que diminuirá para cerca de 100 rpm em crianças e aumentará em dispositivos de alta qualidade e pessoas com excesso de peso. O caudal de fluido de diálise é ajustado para cerca de 500 ml / min.

Nota: A velocidade da bomba é um dos factores que determinam a eficiência do dispositivo. Nos adultos, a velocidade da bomba é ajustada para cerca de 50 + 300 ml por minuto. A norma para o ajuste da velocidade da bomba é cerca de 3 vezes o peso do doente.

A bomba de sangue parava conscientemente, fazendo soar o alarme e identificando a zona problemática no monitor. Nas primeiras sessões de diálise, a bomba foi ligada para não provocar a síndrome do desequilíbrio nos ciclos baixos.

Monitor de pressão do fluxo de fluido de diálise

Está localizado entre a diálise e a bomba e controla a pressão de entrada da diálise.

Sistema de distribuição de fluidos de diálise

A solução de diálise é misturada com água numa proporção de um para trinta e quatro. Depois de ajustar a temperatura e a concentração, a solução é dialisada para se aproximar do sangue para purificação. Este sistema tem duas linhas de saída e de entrada. A linha de entrada está ligada à parte inferior da diálise e a saída à parte superior para aumentar a direção do movimento do sangue e do fluido de diálise um contra o outro e aumentar a eficiência da diálise.

Monitor de pressão arterial

A pressão arterial refere-se à pressão entre a agulha arterial e a bomba e representa a pressão negativa criada pela bomba de sangue. Ao controlarmos esta pressão, evitamos o aumento ou a diminuição do sangue que vai ser extraído do corpo. Em casos de obstrução do coágulo na linha ou torção das linhas e desconexão das conexões e queda da pressão arterial, o paciente terá um aumento da pressão arterial, que alarmará o aparelho e a bomba permanecerá desligada até que a causa seja eliminada. Ressaltou que esta pressão não é equivalente à pressão arterial cística do paciente e seu valor é de 100-20 e seu sensor está localizado após a bomba.

Monitor de pressão intravenosa

A pressão entre estas é suave através da agulha venosa e depende da resistência da veia à corrente sanguínea que pretende entrar no corpo. O sensor de pressão venosa está localizado acima da câmara venosa e é normalmente regulado entre 10-10 mm Hg. A diminuição da pressão venosa é um sinal de ligações separadas ou da presença de um coágulo na linha arterial. O aumento da pressão venosa indica obstrução no trajeto do coágulo e torção desta veia.

Monitor de deteção de ar:

Ao preparar o dispositivo para a diálise, o arejamento das colunas e das câmaras e a diálise, fazem-no. Se não for efectuada uma ventilação adequada e o ar permanecer no interior do tubo ou durante a diálise por qualquer motivo, incluindo a entrada de ar da agulha arterial por qualquer motivo, a parte sensível ao ar ativa o sistema de alarme e a bomba de sangue pára. Este problema deve ser tratado imediatamente devido ao elevado risco de embolia aérea e morte.

Monitor de hemoglobina

Este monitor é instalado para verificar a infiltração de sangue no fluido de diálise que regressa do dialisador (filtro) e está localizado na saída do fluido. A presença de sangue no fluido de diálise é sinal de um problema na membrana semipermeável e de rutura dos acopladores, resultando em infiltração de sangue. Se a rutura for grande, são utilizados papéis de teste de hemoglobina no fluido de diálise.

Monitor e temperatura

A perturbação dos componentes da máquina de diálise interfere com as definições corretas da solução de diálise que entra na máquina. O mínimo e o máximo estão definidos para 29-34 ° C e normalmente devem ser 37 ° C. Se o líquido de diálise estiver frio, a pessoa terá frio e hipotermia e, em alguns casos, um nível de consciência perturbado e, se a temperatura subir acima de 41 ° C, causará hemólise.

Monitor de concentração

O líquido de diálise será o resultado de uma combinação da água e da solução térmica utilizada. Se o líquido de diálise tiver uma osmolalidade elevada, conduzirá a um aumento do sódio sérico e de outros electrólitos, e uma diminuição da osmolalidade conduzirá a uma diminuição do sódio do doente. Por este motivo, a concentração do fluido de diálise é constantemente monitorizada, fixando-se normalmente em 145-35mEq/litro.

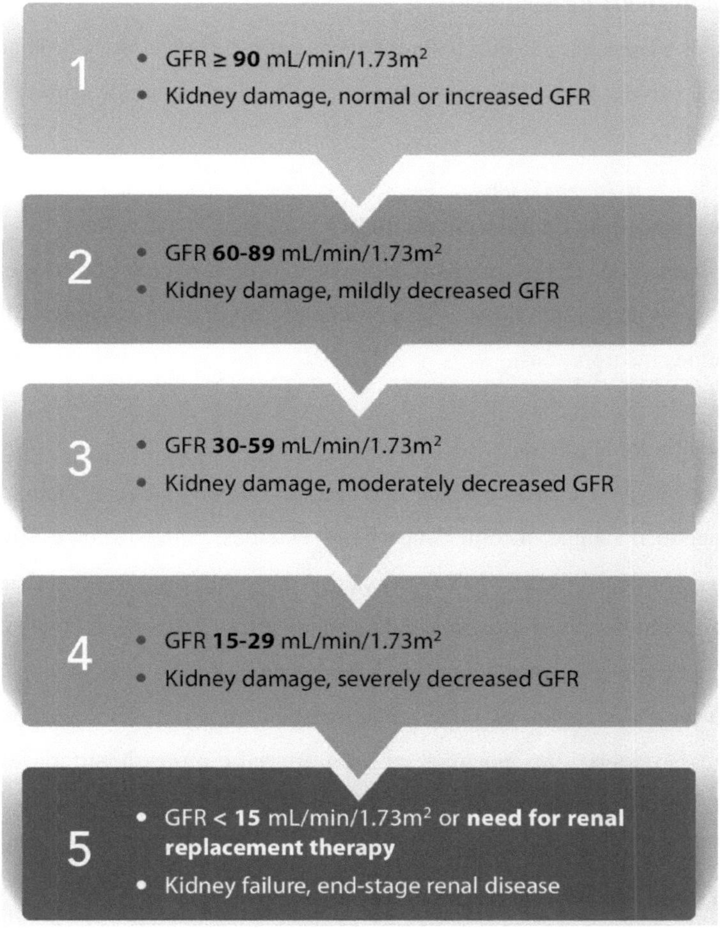

1

- GFR $\geq$ **90** mL/min/1.73m^2
- Kidney damage, normal or increased GFR

2

- GFR **60-89** mL/min/1.73m^2
- Kidney damage, mildly decreased GFR

3

- GFR **30-59** mL/min/1.73m^2
- Kidney damage, moderately decreased GFR

4

- GFR **15-29** mL/min/1.73m^2
- Kidney damage, severely decreased GFR

5

- GFR $<$ **15** mL/min/1.73m^2 or **need for renal replacement therapy**
- Kidney failure, end-stage renal disease

Figura 13. Adultos com doença renal crónica

Sub-válvula de derivação

Após a concentração ou a temperatura da gama de regulação, é instalada uma válvula de pré-filtragem que retira o líquido do aparelho sem entrar no filtro.

Determinação da duração da diálise

A duração da diálise, a quantidade de líquido removido por hora e o excesso de peso do doente são introduzidos no dispositivo através dos botões incorporados.

Bomba de heparina

A razão para a utilização de heparina na hemodiálise é o facto de, quando o sangue encontra superfícies externas, como filtros e afins, haver a possibilidade de coagulação. A heparina é um polissacárido sulfatado obtido originalmente de sanguessugas. Atualmente, é obtido a partir dos intestinos dos suínos e dos pulmões dos bovinos.
Nota: Os coágulos na linha venosa aumentam a pressão venosa e a pressão arterial. Os coágulos na linha arterial e a pressão arterial e a pressão venosa diminuem.

Métodos de administração de heparina:

Método intravenoso intermitente: No método intravenoso intermitente, metade da heparina e 500 unidades (16cc) injectadas a partir da linha arterial no início da diálise para heparinizar a via ou heparina injectada a partir da veia do doente antes do doente se ligar ao aparelho. O sangue que começa a circular no dispositivo é heparinizado e as restantes 2 horas são injectadas.

Método intravenoso contínuo: No método de injeção intravenosa contínua, a bomba de heparina é ligada ao dispositivo numa seringa contendo 1 cc de heparina para 9cc de soro fisiológico. Primeiro, colocamos 4cc (2000 unidades) em bolus e os restantes 6cc de material até 1 hora antes do fim da diálise.

Nota: A heparina provoca complicações como prurido, alergia e osteoporose, hiperlipidemia, HTN broncoespasmo trombocitopenia.

Nota: Cada 1000 unidades de heparina são neutralizadas por 1 cc (0,1 mg) de sulfato de protamina. Outros métodos, incluindo o método sem heparina, são utilizados em doentes com hemorragia ativa e com elevado risco de hemorragia. Neste método, apenas os conjuntos e o filtro são lavados com 3000 unidades de heparina diluídas em 1 litro de soro fisiológico e, após a preparação, outro soro é ligado ao doente. Fixamos o caudal sanguíneo acima dos 300 cc por minuto, desde que o doente o consiga tolerar. A cada 15-3 minutos ou 1 hora, a linha arterial é bloqueada e os conjuntos são lavados com 100-200 cc de solução salina normal.

Existem geralmente dois tipos de soluções de diálise:

Solução de diálise de acetato e solução de diálise de bicarbonato A preparação da solução de acetato é mais simples e mais barata e tem um prazo de validade mais longo. A solução de acetato reduz a quantidade de bicarbonato na primeira 1 hora de diálise, e pode ocorrer um aumento do bicarbonato sérico após o fim da diálise. O acetato converte-se em bicarbonato no fígado metabolizado. Por conseguinte, as pessoas com problemas de fígado não devem utilizar a solução de acetato. O metabolismo do acetato também depende da massa muscular. O acetato tem propriedades vasodilatadoras que provocam uma descida da pressão arterial em hemodiálise. Problemas cardiovasculares, síndrome do desequilíbrio com náuseas e vómitos, fadiga, dores de cabeça, inibição da saturação da hemoglobina com oxigénio são outros efeitos secundários do acetato. A solução de bicarbonato deve ser consumida imediatamente.

Porque não pode ser utilizado durante mais de 24 horas. Em geral, o líquido de diálise de bicarbonato é melhor do que o de acetato. Devido à possibilidade de precipitação de algumas substâncias solúveis em cálcio, potássio com bicarbonato, o bicarbonato deve ser preparado separadamente. De facto, o bicarbonato é preparado numa embalagem separada e ligado à parte do dispositivo de ligação (saco Bi). A utilização de bicarbonato devido ao pH elevado provoca a deposição de cálcio e magnésio. Adicionar um pouco de ácido acético a esta solução para manter o pH baixo.

Complicações da diálise e cuidados de enfermagem

Complicações durante a hemodiálise: Hipotensão (20-30), cãibras musculares (20%), náuseas e vómitos (15-5), dores de cabeça (5%), dores no peito e nas costas (2-5%), prurido (52), febre e arrepios (1).

Pouco frequentes: Hipertensão, síndrome de desequilíbrio, reação de diálise e hemorragia, arritmia cardíaca, convulsões, tamponamento cardíaco, hemólise, êmbolos, coágulos, hipoglicemia, síndrome da água pesada, hemorragia intracraniana, falta de ar.

Complicação aguda da diálise:

A complicação aguda mais comum da diálise: É a redução da pressão arterial. Geralmente surge no início da diálise em doentes com baixo volume sanguíneo (crianças e pessoas pequenas). É comum em doentes do sexo feminino e idosos. A hipotensão até cerca de 40 mmHg é assintomática. Nestes doentes, a hipertensão responde normalmente ao tratamento com soro fisiológico ou albumina.

Causas de complicações agudas da diálise: Soluções de diálise com baixo teor de sódio, solução de diálise a alta temperatura causam vasodilatação vascular e hipotensão. A ingestão de alimentos durante a diálise que deslocam o sangue para o trato gastrointestinal. Utilização incorrecta da diálise Quanto maior for o limite do dialisador, maior será a retirada de fluidos por hora. Hemorragia e fuga, hipotensão, uso de medicamentos anti-hipertensivos antes da diálise, idade avançada, diminuição do débito cardíaco, hemorragia e fuga, danos no sistema autonómico da embolia aérea cardíaca, enfarte do miocárdio, arritmia hemolítica, sépsis, aumento Excesso de peso entre duas sessões de diálise.

Sintomas de diálise aguda: náuseas e vómitos, tonturas, letargia, perda de consciência, suores frios, aumento do ritmo cardíaco, cãibras musculares, palidez.

Prevenção de complicações agudas da diálise: consumir menos alimentos durante a diálise, aumento de peso entre duas diálises, utilização de medicamentos anti-hipertensores após a diálise, utilização de soluções de diálise com uma concentração média de 140-145 mEq por litro de líquido de diálise deve ter uma temperatura entre 34-36.

Intervenções de enfermagem

Mudança de posição, posição de choque (pernas acima do tronco e Trendlernberg), administração de 200-300cc de soro fisiológico normal 0 0,9, se tiver um problema cardíaco, albumina ou soro fisiológico hipotónico, em caso de hipotensão grave , utilizar medicamentos vasopressores, reduzir a velocidade da bomba e a velocidade do dispositivo, utilizar um filtro mais pequeno, se as medidas de interrupção da diálise não forem eficazes.

Cãibras musculares

Causas das cãibras musculares: aumento da diversidade da ultrafiltração, diminuição do sódio e alteração da osmolalidade sérica, baixo peso seco, diálise seca,

Sintomas de cãibras musculares: sob a forma de dores fortes e súbitas e de rigidez muscular.

Prevenção das cãibras musculares: tomar comprimidos de sulfato de quinina, carnitina ou lorazepam, abrandar a ultrafiltração, evitar o aumento de peso excessivo e excessivo entre duas sessões de diálise.

Tratamento das cãibras musculares: injeção de 200 cc de soro fisiológico normal ou pequenas quantidades de solução salina hipertónica a 5% ou 10% ou solução de glucose a 50% (preferida nos não diabéticos), redução da velocidade da bomba, aumento do tempo de hemodiálise, massagem, além disso, aquecimento Transplante de órgãos, administração de nifedipina 10 mg por via oral a doentes com cãibras musculares hemodinamicamente estáveis.

Náuseas e vómitos

Causas de náuseas e vómitos: hipotensão, reação à água da cidade, síndrome de desequilíbrio, ansiedade (nas primeiras sessões), reação alérgica à diálise.

Sintomas de náuseas e vómitos: cólicas e dores abdominais.

Prevenção de náuseas e vómitos: prevenção da hipotensão, não comer em excesso, reduzir a velocidade da bomba no início da diálise, em caso de reação febril da hemocultura e do líquido de diálise.

Tratamento das náuseas e dos vómitos: elevação das pernas, prescrição de soro fisiológico para reduzir a velocidade do motor se a causa for hipotensão, cultura de líquido de diálise e de sangue em caso de reação alérgica à água da cidade, prescrição de sedativos, anti-náuseas (metoclopramida, etc.) Dor de cabeça, náuseas, visão turva.

Prevenção de náuseas e vómitos: abrandamento do fluxo sanguíneo no início da diálise, utilização de uma solução de bicarbonato, tratamento da causa subjacente, na ausência de lesões orgânicas, sedação (exceto aspirina), administração de soro hipertónico.

Dores nas costas e no peito

Causas de dores nas costas e no peito: anemia, taquiarritmia, pericardite, hipotensão, ansiedade, diálise a alta velocidade e grande suavidade.

Sintomas de dores nas costas e no peito: sensação de dor e de peso no peito, que se estende ao pescoço e às mãos, cianose das extremidades.

Tratamento de dores nas costas e no peito: reduzir a velocidade da bomba, aumentar a duração da hemodiálise e administrar oxigénio, em caso de anemia grave, injeção de soro fisiológico e transfusão de sangue, utilização de nitroglicerina se a pressão for estável, pomada de nitroglicerina. É útil antes da diálise começar uma hora antes da sessão de diálise.

Comichão

Causas de prurido: toxina ureica no organismo e sua rotação durante e após a diálise no organismo, aumento dos níveis séricos de fósforo e cálcio , hiperparatiroidismo secundário, heparina (provoca a libertação de histamina), óxido de etileno (libertação de histamina e produção de histamina), transfusão de sangue inadequada.

Tratamento do prurido: Utilização de pomadas lubrificantes, como a lanolina, para evitar a secura da pele, especialmente após cada banho, esterilização com raios gama em caso de sensibilidade ao ácido etileno, injeção de proteína eritrocitária 3 vezes por semana para aumentar o fluxo sanguíneo e diminuir a comichão.

Sintomas de comichão: febre e arrepios, dores de cabeça e falta de ar, hipotensão ou hipertensão.

Prevenção de prurido: Controlo de HbsAg cada 3-6 meses Verificar SGPT, SGOT, hemocultura e solução de diálise, controlo do sangue injetado, cuidados com o acesso vascular.

Tratamento do prurido: Descobrir a causa e o tratamento da febre, mudar a solução ou a máquina de hemodiálise ou reparar o dispositivo, parar a diálise, parar a transfusão, dependendo do tipo de germe, tratamento com antibióticos durante 4 semanas.

Coagulação do sangue

Causas da coagulação do sangue: Falha na administração de heparina, fluxo sanguíneo lento no circuito, hematócrito elevado, transfusão de sangue e interalípidos durante a diálise de ultrafiltração elevada, maior formação de coágulos nos filtros.

Sintomas de coágulos sanguíneos: escurecimento do sangue nos tubos, falta de fluxo sanguíneo e paragem da bomba, formação de bolhas na câmara de sangue venoso em caso de coágulo na estirpe, sangue no tubo e estirpe com lavagem salina e retorno à corrente sanguínea, depois toda a diálise é interrompida e o filtro é substituído. Se se formar um coágulo após a filtração (num circuito de conjunto venoso) sem tentar devolver o sangue do circuito à corrente sanguínea, o tubo é substituído e deve ter-se o cuidado de não permitir que mesmo um pequeno coágulo entre na corrente sanguínea do doente.

Hemorragia

Sintomas de hemorragia: hipotensão, enfarte do miocárdio, sudação, suores, choque, convulsões, descoloração da solução de diálise.

Prevenção e intervenções em caso de hemorragia

- ✓ A saúde do filtro é assegurada antes do início da diálise.
- ✓ Em caso de rutura, substituir o filtro e os tubos.
- ✓ Parar a hemodiálise se houver muita hemorragia e choque.
- ✓ Se for prescrita uma grande quantidade de heparina, utilizar o seu protótipo, o sulfato de protamina.
- ✓ Transfusão de sangue e oxigénio, se necessário.
- ✓ O Comité salientou que a heparina deve ser utilizada devido ao risco de hemorragia em doentes com pericardite, anomalias hemorrágicas na base do olho e AVC.

Embolia aérea

Causas de embolia aérea: rutura de conjuntos e descolamento de conectores, depleção de soro e falta de clampeamento venoso, no final da diálise quando o sangue é devolvido ao doente através do ar.

Sintomas de embolia aérea: dor no peito, dispneia, cianose, tosse, convulsões, choque, morte súbita.

Prevenção de embolia aérea: Cuidados necessários na ventilação das pinças e no retorno do sangue ao doente através do ar, controlando os conectores.

Tratamento da embolia aérea: O primeiro passo é interromper imediatamente a diálise, apertar os braços, deitar-se sobre o lado esquerdo de modo a que a cabeça fique mais baixa e as pernas mais altas do que o tronco. Prescrever oxigénio a 100%, se necessário RCP, informar o médico, aspiração de ar da aurícula ou do ventrículo com cateterismo cardíaco em casos especiais.

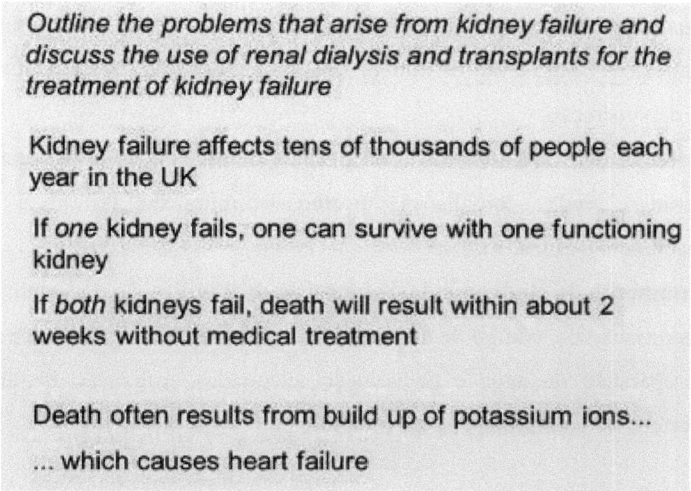

Outline the problems that arise from kidney failure and discuss the use of renal dialysis and transplants for the treatment of kidney failure

Kidney failure affects tens of thousands of people each year in the UK

If *one* kidney fails, one can survive with one functioning kidney

If *both* kidneys fail, death will result within about 2 weeks without medical treatment

Death often results from build up of potassium ions...

... which causes heart failure

Figura 14. Diagnóstico de Enfermagem de Insuficiência Renal Crónica

Hipoglicemia

Causas de hipoglicemia: Metabolismo anormal dos hidratos de carbono na uremia, consumo elevado de insulina e semi-vida elevada da insulina nestes doentes, aumento da gluconeogénese.

Sintomas de hipoglicemia: palpitações, fraqueza, suores, visão turva, coma e convulsões.

Prevenção e tratamento da hipoglicemia: injeção de glicose hipertónica, líquido de diálise concentrado contendo açúcar, consumo de insulina em quantidades adequadas, consumo de açúcares durante a diálise.

Síndrome da água pesada

Causas da Síndrome da Água Pesada: Níveis elevados de alumínio, magnésio e cálcio e outros minerais na água da cidade e tratamento da sua não correção.

Sintomas da síndrome da água pesada: náuseas e vómitos, tensão arterial elevada, convulsões, arrepios, diminuição do nível de consciência e coma, morte.

Tratamento da síndrome das águas pesadas: utilização de sedativos, anticonvulsivos, código de correção electrolítica, ECG, diálise seca até à preparação da água e da solução adequadas, utilização de anti-hipertensores, controlo dos purificadores.

Hemólise

Causas de hemólise: Solução de diálise a alta temperatura, solução de diálise hipotónica, solução de diálise contaminada ou conjunto de diálise devido ao contacto com formalina sanguínea e nitratos.

Sintomas de hemólise: falta de ar, dor e pressão no peito, descida concomitante da pressão arterial, aumento do potássio devido à lise celular e à libertação de potássio da célula, fraqueza muscular, palidez e suores.

Prevenção da hemólise: Monitorização contínua da solução de diálise em termos de composição, temperatura e concentração.

Tratamento da hemólise: O primeiro passo é interromper a diálise e fixar as mãos. Devido aos elevados níveis de potássio, o sangue regressa ao doente e a hipercalemia é tratada de imediato.

Síndrome de desequilíbrio

Causas do síndroma de desequilíbrio: O início do tratamento a alta velocidade e intensidade, o aumento súbito do volume de fluido das células cerebrais, a diminuição rápida da ureia no plasma provocam o inchaço das células cerebrais. Como a ureia está presente e acumulada nas células cerebrais, ao absorver água, provoca edema e inchaço das células cerebrais.

Sintomas da síndrome do desequilíbrio: náuseas e vómitos, tonturas, dores de cabeça, inquietação, visão turva, tensão arterial elevada e, na forma grave, perda de consciência, convulsões, coma e até morte.

Tratamento da síndrome de desequilíbrio: no início das primeiras sessões, reduzir a velocidade do aparelho e reduzir a duração da diálise para menos de 2 horas, utilizar um filtro pequeno e um kuf baixo, alinhar o fluxo sanguíneo e o líquido de diálise, prescrever líquidos hipertónicos e manitol Pressão intracraniana).

Correção do pH plasmático: No edema cerebral, uso de dexametasona, analgesia e anticonvulsivante, em casos graves, interrupção da diálise e estabelecimento de via aérea adequada.

Sintomas de hipertensão: dores de cabeça, palpitações, dores no peito, náuseas, visão turva, pressão arterial elevada após o início da diálise ou pressão durante a diálise.

Prevenção e intervenções da hipertensão

- ✓ Nos casos em que a renina é muito elevada, nefrectomia bilateral.
- ✓ Em caso de síndrome de desequilíbrio, interromper a hemodiálise.
- ✓ Utilização de medicamentos anti-hipertensores e sedativos.

- ✓ Aumento da velocidade da bomba e da taxa de ultrafiltração (em caso de aumento do sódio e dos fluidos) em doentes idosos ou jovens Diminuição do fluxo sanguíneo e diálise com menos de.

Sensibilidade à diálise

Causas da sensibilidade à diálise: Sensibilidade ao óxido de etileno e aumento da IgE, incompatibilidade com as membranas lisas, o que leva à ativação do sistema do complemento.

Sintomas de alergia à diálise: comichão, ardor, tosse e urticária, tonturas, falta de ar, broncoespasmo, sensação de calor no local do acesso vascular, sensação de morte iminente.

Prevenção da alergia à diálise: Utilização de filtros com membrana sintética de lavagem de diálise e conjuntos com 1-2 litros de soro normal antes da diálise, utilização de equipamento que tenha sido esterilizado com raios gama com ultravioleta.

Convulsões

Causas de convulsões: síndrome de desequilíbrio, falta de sangue no cérebro, solução de diálise, edema cerebral, síndrome da água pesada.

Sintomas de convulsões: espasmos musculares e impulsos involuntários, perturbação da consciência.

Tratamento das convulsões: aumentar a concentração da solução de diálise, aumentar o volume sanguíneo através da administração de soro, medicamentos anticonvulsivos e sedativos, proteger o doente durante as convulsões.

Arritmia

Causas arrítmicas: Hipotensão, anemia grave, aumento do volume de água e sal, distúrbios electrolíticos, especialmente depleção de potássio em pessoas que consomem digital e líquido de diálise contendo menos de 1,2 mg de potássio. Muitas das comorbilidades mais comuns nos doentes em diálise estão associadas a arritmias. Tais como hipertrofia ventricular esquerda, cavidades cardíacas aumentadas, doenças valvulares e doença cardíaca isquémica.

Sintomas de arritmia: batimentos cardíacos irregulares, palpitações, dor frontal no coração, visão turva, perda de consciência, falta de ar.

Tratamento de arritmias: Monitor de ECG de diálise GK, redução da velocidade do dispositivo, eliminação da causa subjacente, controlo contínuo dos níveis séricos de electrólitos, tamponamento cardíaco.

Causa da arritmia: hipotensão e dor torácica Tratamento de cardiossíntese.

Falta de ar

Causas da falta de ar: embolia aérea, aumento do volume de água salgada, retorno rápido do sangue ao doente.

Sintomas de falta de ar: sensação de dor e pressão no peito, cianose dos membros, perturbação da consciência, hipercapnia.

Tratamento da falta de ar: aumento da ultrafitrastona, se a causa da falta de ar for embolia, posição para o lado esquerdo e pernas acima do tronco, administração de oxigénio, transfusão de sangue, parar a diálise.

Nutrição em doentes em diálise

A dieta deve ser tal que, ao mesmo tempo que satisfaça as necessidades do organismo, não aumente as toxinas no corpo. Por outro lado, uma alimentação correta reduz a necessidade de diálise e previne muitas das complicações da disfunção renal. A adesão à dieta num doente renal que ainda não tenha sido submetido a diálise pode atrasar a necessidade de diálise. Um doente em diálise precisa de uma variedade de alimentos, mas o consumo de alguns deles deve ser minimizado. A única altura em que o doente em diálise pode consumir qualquer tipo de alimento é durante a diálise.

Uma hora após o início da diálise, o doente pode tomar qualquer substância que deseje. Os hidratos de carbono rápidos e os minerais, as proteínas são absorvidos 1-5 horas e as gorduras 3-4 horas após o consumo. A refeição pré-diálise pode ser a comida preferida do doente sem quaisquer restrições. As substâncias que contêm proteínas estão entre os alimentos que o doente em diálise tem um consumo limitado. A taxa recomendada é de 5 / gr / kg / dia. Em geral, a quantidade de restrição depende do peso, idade, sexo, número de sessões de diálise por semana e nível de ureia no sangue. Se o nível de ureia atingir mais de 100 gr / d, recomenda-se a ingestão diária de 20gr de proteínas. Os produtos do metabolismo das proteínas incluem a ureia e a creatinina. A ingestão de proteínas é essencial para os doentes em diálise.

Porque em cada diálise, 14-10 aminoácidos são perdidos. Como resultado, as proteínas de alto valor, como carne, leite e ovos, precisam de substituir a proteína animal por proteína animal (leguminosas). A maioria das proteínas animais e vegetais são ricas em proteínas, sódio, potássio e fósforo. Por isso, é melhor cozinhar estes ingredientes cozidos, a sua água deve ser deitada fora uma ou duas vezes para que pelo menos o potássio permaneça. Cozinhe em lume brando para que as vitaminas e os nutrientes valiosos não se percam. Salsichas, enchidos, camarão, fígado, requeijão e queijo são permitidos devido ao seu elevado teor de proteínas, sódio e potássio.

Gorduras: As gorduras são uma categoria de alimentos que o doente em diálise não é famoso, mas é preferível utilizar gorduras provenientes de tecidos vegetais para prevenir a hiperlipidemia e as perturbações cardiovasculares. Entre os óleos vegetais, o azeite é contraindicado devido ao seu elevado teor de potássio. Milho, girassol, natas, manteiga e óleos vegetais proibidos. Uma vez que os triglicéridos e o colesterol elevados (mais de 200 mg/dl) são comuns em diálise, recomenda-se uma dieta pobre em gorduras e a perda de peso em caso de obesidade. A textura de todas as carnes é a gordura. Por isso, para evitar alimentos gordurosos, é necessário retirar as gorduras visíveis, como a pele do frango, as gorduras brancas das carnes, como carne, coração e miúdos e fígado, o cérebro tem gorduras nocivas devido ao alto teor de fósforo, e somente se recomendado. Tomar por um médico e nutricionista.

Hidratos de carbono: A maior parte da energia recebida durante o dia pelo doente em diálise é fornecida pelos açúcares. Note-se que o excesso de açúcar transforma-se em gordura. Chocolate, doces, compotas, no mínimo, e doces que contenham ovos, pistácios e amêndoas é melhor não comer de todo.

Vitaminas: Porque as vitaminas, especialmente as vitaminas hidrossolúveis (B, C), são excretadas do corpo durante a diálise, e o doente em diálise está limitado no consumo de muitos alimentos que contêm vitaminas. Deve tomar a quantidade máxima de vitaminas nos alimentos consumidos. Normalmente, os doentes em diálise precisam de tomar multivitaminas B, complexo, ácido fólico.

Minerais

O seu nível normal é de 3,5 - 5 me / litro, sendo que tanto o aumento como a diminuição são perigosos devido a complicações cardíacas. Os doentes em diálise correm o risco de ter um nível elevado de potássio. A ingestão admissível de potássio num doente em diálise é de 1-2-2 gr / dia. Diferentes tipos de frutos, bem como legumes comestíveis, como batatas, cenouras, pistácios e avelãs, têm potássio e algum fósforo, e também legumes e alimentos como batatas, cenouras, pistácios, avelãs, tâmaras e kiwis têm um teor muito elevado de potássio. Os produtos lácteos também são ricos em potássio e fósforo, dependendo do estado do doente.

Sódio: O seu nível normal é de 135-145 me / litro. A ingestão reduzida de sódio é obrigatória nos doentes em diálise. Evite alimentos ricos em sódio, como salsichas, molhos, frutos secos e alimentos enlatados. Os produtos lácteos também são ricos em sódio.

Cálcio: A taxa normal de 8-10 mg / dl em diálise deve-se ao hiperfosfato, que contém hipocalcemia e aumento da pTH da hormona paratiroide, devido à retirada do cálcio dos ossos e a problemas ósseos.

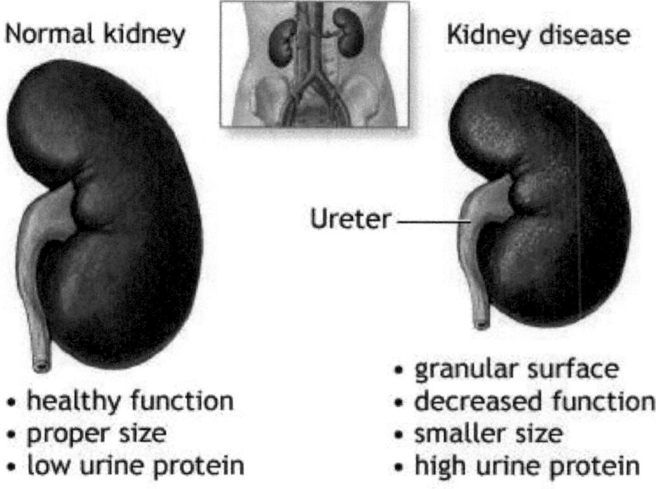

Figura 15. Diabetes e doença renal Informação

Fósforo: A quantidade normal é de 4,5-3,5 mg / dl e é uma das substâncias que limitam o consumo. A razão para a diminuição da excreção de fósforo é a insuficiência renal e a sua acumulação no organismo. A maioria dos alimentos ricos em proteínas são também ricos em fósforo. Os medicamentos que absorvem o fósforo, como o hidróxido de alumínio ou o carbonato de cálcio, ajudam a excretar o fósforo e impedem a sua absorção através do trato digestivo.

A quantidade de água consumida por um doente em diálise calculada de acordo com a urina de 24 horas, 500 cc, 700 excreções imperceptíveis de água da pele das fezes e dos pulmões. Esta água é consumida em dias alternados com um copo calibrado. A adição de algumas gotas de limão azedo reduzirá a sede. No tempo quente, as recomendações para reduzir a sede devem evitar alimentos ricos em sódio. Enxaguar a boca com água, mas não engolir água, usar rebuçados duros e azedos ou mastigar pastilhas elásticas para estimular a secreção de saliva. Alguns dos líquidos recebidos são consumidos sob a forma de gelo. A utilização de raspas de limão estimula a secreção de saliva e é eficaz na redução da secura da boca e na saciedade da sede.

Causas de malnutrição em doentes em diálise

Diminuição da ingestão de alimentos devido a factores socioeconómicos e culturais e anorexia, uremia, diálise inadequada, depressão, fraqueza muscular gástrica e diarreia. Nos doentes diabéticos, a glucose é absorvida pela solução de diálise peritoneal. Sentir-se cheio. Comer.

Medicamentos utilizados pelos doentes em diálise Os medicamentos utilizados pelos doentes em diálise dividem-se em duas categorias

- Medicamentos necessários para manter a saúde do paciente.
- A excreção de qualquer fármaco do corpo é prejudicada devido à disfunção renal, que é a principal via de excreção do fármaco. Os doentes com insuficiência renal têm normalmente níveis baixos de ferro, CT e Hb. De facto, têm anemia. Por outro lado, têm baixo teor de cálcio e alto teor de fósforo. Na maioria dos casos, o doente em diálise necessita de medicação para tratar estes problemas.

Capítulo 3: Problemas crónicos dos doentes em hemodiálise

Hipertensão: As causas comuns incluem o aumento do sódio e dos fluidos corporais, a ativação do sistema renina, angiotensina, aldosterona e a ativação do sistema adrenérgico, a utilização de eritropoietina, hormona paratiroide e ANP. Alterações estruturais das artérias. Nomeação.
Nota: É o medicamento de eleição para reduzir a prazosina. Na tensão arterial elevada em doentes com problemas de próstata.

Infecções e sistema imunitário: Nos doentes urémicos, existe um defeito no sistema imunitário, que se deve à prevalência de doenças infecciosas. As causas incluem deficiências do complemento, produção anormal de anticorpos, deficiência de linfócitos, deficiência de monócitos, deficiência na produção de citocinas e deficiência de neutrófilos. Nestes doentes, aumenta a prevalência de infecções estafilocócicas, gram-negativas, tuberculose e mucormicose e de infecções virais como a hepatite B, o citomegalovírus, a gripe e a SIDA.

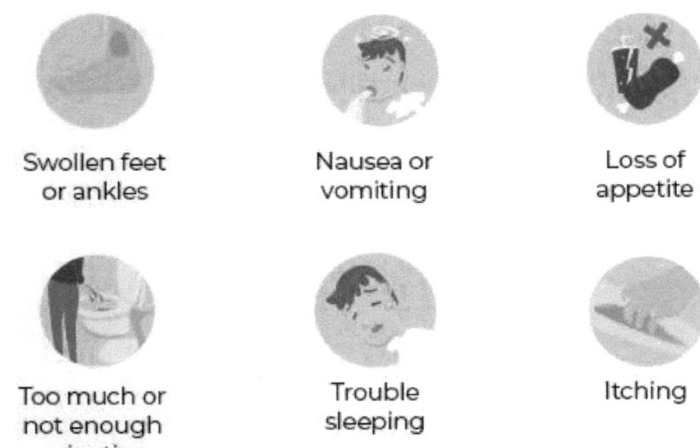

Figura 16. Doença renal crónica

Doenças endócrinas: Na insuficiência renal, são mais frequentes as perturbações como a infertilidade, a diminuição da libido, a resistência à hormona do crescimento e as perturbações do metabolismo ósseo. A insuficiência renal está frequentemente associada a diabetes, doença do tecido conjuntivo ou doença hepática, pelo que a interpretação dos testes da tiroide é importante. Além disso, a resposta à hormona de crescimento prolactina, FSH, LH reduzida. Por conseguinte, a resistência a estas hormonas é visível, mas nestes doentes, as alterações diárias do cortisol permanecem intactas e a resposta adrenal à ACTH não se altera.

Distúrbios da gordura: Na insuficiência renal, os níveis de triglicéridos VLDL aumentam o colesterol LDL e o HDL diminui.

Perturbações da homeostasia: Os doentes urémicos têm normalmente uma perturbação da coagulação sanguínea, sendo a equimose, a epistaxe e a hemorragia gastrointestinal as formas clínicas mais comuns. As causas deste problema incluem distúrbios plaquetários, anemia e deficiência na produção de nitrogénio, óxido e uso de drogas.

Causas da osteodistrofia renal: Aumento da PTH, acidose crónica, consumo de géis que contêm AL que absorvem co do intestino.

Tipos de osteodistrofia renal: osteomalácia ou calcificação óssea, redução da matriz óssea, osteoporose, osteosclerose.

Pontos importantes: A diálise é a troca de substâncias entre o sangue e a solução química através de uma membrana semipermeável e de acordo com as leis da osmose, difusão e ultrafiltração. Os doentes em diálise necessitam normalmente de 3 sessões de 4 horas ou 2 sessões de 6 horas por semana de diálise. Kuf é o volume de água excretado no líquido de diálise através da membrana semipermeável em mililitros por hora. Quanto mais rápido for o fluxo do líquido de diálise e o fluxo sanguíneo e o seu movimento em direcções opostas, e quanto mais fina for a diálise e maior for a superfície de contacto, melhor será a filtração. Pressão positiva aplicada ao sangue através do conjunto de filtros e da resistência das artérias do doente, reduzindo a velocidade de deslocação e o movimento posterior do material. A quantidade desta pressão situa-se entre 100-50 mm Hg e a pressão negativa é de um máximo de 40 ml Hg que é introduzida no fluido de diálise pelo dispositivo e leva à transferência de mais material. A diferença de pressão entre as duas é denominada TMP e não deve ser superior a 500.

As fístulas de enxerto são um acesso vascular de longa duração e a derivação por cateter é de curta duração. A complicação mais comum da Caldeia é o pneumotórax. Para evitar a formação de coágulos no cateter, foram injectadas 5000 unidades diluídas de Harin na linha do cateter de ambas as sessões de diálise. A melhor maneira de obter uma fístula vascular é utilizá-la durante 10 anos. A fístula deve ser colocada lateralmente. Numa fístula, uma agulha venosa é inserida no coração e uma agulha arterial é inserida na palma da mão e devem estar afastadas pelo menos 8-10 cm. Os enxertos sintéticos são mais comuns do que outros enxertos. A causa mais importante de morte em doentes em diálise deve-se à aterosclerose. A doença cardiovascular é a causa de morte em metade dos doentes com ESRD.

Diálise seca: É quando apenas o excesso de água é retirado do corpo do doente. O antídoto para a heparina é o sulfato de protamina 10 mg / CC por 1000 unidades de heparina. Os filtros de fibra oca são as fibras mais utilizadas. Existem dois tipos principais de diálise (solução de diálise) que contêm acetato e bicarbonato semelhante ao plasma. Diluir a solução de diálise em relação à água da cidade tratada. O excesso de peso admissível entre duas diálises é de 1-15 kg por dia.

Uma solução hipotónica faz com que o sangue se torne hipertónico e uma solução rica em sódio faz com que o sangue se torne hipotónico. A complicação mais comum da hemodiálise é a hipotensão. A injeção de eritropoietina 3 vezes por semana aumenta o fluxo sanguíneo e reduz o prurido. O peso antes da diálise determina a quantidade de ultrafiltração. O aumento de peso após a diálise mostra a eficiência da diálise. A solução salina normal ou o ar são utilizados para drenar as linhas de sangue. O rácio entre a ureia e a pré-diálise é o rácio dos critérios de eficiência da diálise.

A ingestão diária de água de um doente em diálise é a urina de 24 horas mais 500-700. A complicação mais comum da eritropoietina é a cefaleia, que provoca deficiência de ferro, o que duplica a necessidade de ferro nos doentes em diálise. Os efeitos secundários dos medicamentos nos doentes em diálise são 2,5 vezes mais do que nas pessoas normais. A diálise peritoneal é fácil de efetuar em casa. A diálise peritoneal é útil para os doentes que não estão hemodinamicamente estáveis, que não toleram a diálise e que não podem seguir a dieta da hemodiálise. CAPD - CCPD são os procedimentos de diálise peritoneal mais comuns.
O ciclo de diálise peritoneal é de 1 hora (15 minutos de chegada - 15 horas de repouso - 15 minutos de partida). 48 horas de diálise peritoneal equivalem a 6 horas de hemodiálise. A falha do acesso vascular permanente (fístula ou transplante) é a causa da maioria das hospitalizações de doentes submetidos a hemodiálise de longa duração. Por conseguinte, a sua proteção é uma prioridade.

Disritmia em doentes em diálise: Pode dever-se a alterações dos electrólitos e do pH ou à retirada de fármacos antiarrítmicos durante a diálise.

Cinco E para a reabilitação renal

Encorajamento: O doente, a família e o pessoal da enfermaria precisam de ser encorajados a adotar uma atitude positiva em relação à reabilitação.

Educação: O doente deve compreender a sua doença. Precisa de formação para se adaptar com sucesso à diálise. Os pais e o pessoal da enfermaria devem ser informados sobre as escolhas positivas na vida de um doente em diálise.

O exercício físico: É vital para a reabilitação destes doentes. São recomendados diferentes níveis de atividade para os doentes renais, desde o treino de força até aos exercícios de alongamento.

Emprego: O objetivo principal é manter o emprego atual do doente. Caso contrário, é fornecido aconselhamento de reabilitação profissional.

Avaliação: Avaliação sistemática dos resultados da reabilitação para identificar e determinar medidas positivas. Os clientes com mais de 65 anos em diálise correm um maior risco de desenvolver hipotensão induzida pela diálise.

Devido à ocorrência de reacções de interferência, o antibiótico foi administrado simultaneamente com KCL numa solução de diálise peritoneal. Não foi adicionado qualquer medicamento à primeira solução de diálise peritoneal e foi adicionada insulina à última solução para evitar a hipoglicemia. Se o doente em diálise necessitar de uma transfusão de sangue, deve ser efectuada uma diálise ao sangue, se possível, para remover o excesso de potássio. Muitos doentes com ESRD não utilizam a uretra há muito tempo e as anomalias da uretra da bexiga têm de ser corrigidas antes de um transplante renal.

Rejeição da ligação de rejeição: Sinais clínicos, ecografia renal e biopsia podem ser úteis.

Tratamento da rejeição do transplante: Prednisolona em dose elevada por via intravenosa e radioterapia. A infeção é uma das principais causas de morte em receptores de transplantes. Febre ligeira, alterações do estado mental e problemas de fala podem ser sinais de sépsis em doentes transplantados que recebem imunossupressão.

É importante distinguir entre infeção e rejeição do transplante, uma vez que a disfunção renal e a febre são ambas evidências, mas diferem no seu tratamento. A avaliação exacta das complicações relevantes da insuficiência renal e o tratamento cirúrgico de grande porte estão entre os aspectos mais importantes dos cuidados de enfermagem pós-transplante. As medidas para a recuperação pós-operatória, incluindo exercícios de respiração, cuidados com a deambulação precoce no local da incisão cirúrgica, estão entre os aspectos mais importantes dos cuidados pós-operatórios.

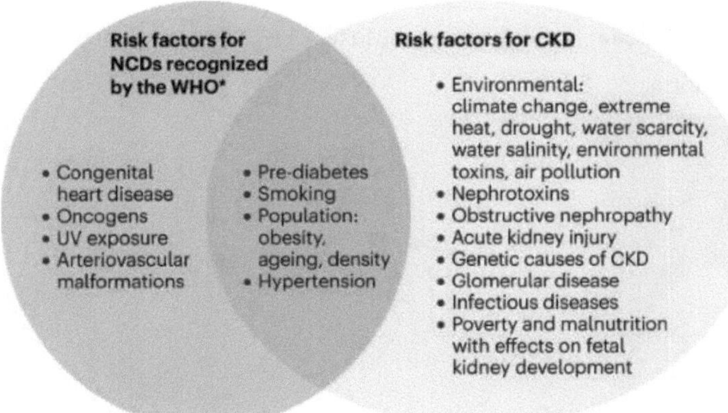

Figura 17. A doença renal crónica e a agenda global de saúde pública: um consenso internacional

Capítulo 4: Conselhos clínicos e de enfermagem de cuidados intensivos

Profundidade e número de respirações

- A hiperpneia é um aumento da profundidade da respiração devido à utilização dos submúsculos respiratórios.
- Hiperventilação Aumenta a profundidade e o número de respirações. Esta respiração chama-se respiração casmurra, que se verifica principalmente em doenças renais ou diabetes. Neste tipo de respiração, ocorre alcalose respiratória. Por este motivo, recomenda-se que o doente respire num saco de plástico para voltar a respirar o CO_2 da expiração.

Hipoventilação: Redução da retenção de CO_2, o que leva a uma acidose respiratória.

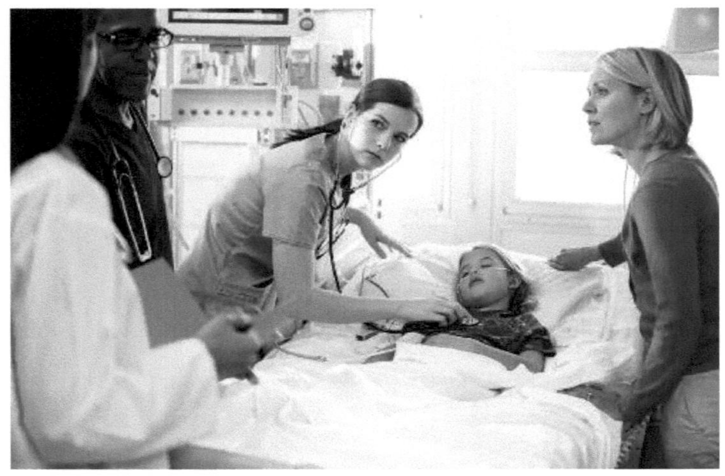

Figura18 . Desafios do trabalho de enfermagem em UTI

Respiração em canela: Trata-se de uma respiração anormal durante 20 segundos em que ocorre apneia e períodos de respiração profunda. Nesta respiração, o número e a profundidade do padrão respiratório do doente variam. Esta respiração ocorre na insuficiência cardíaca ou em lesões respiratórias centrais (intoxicação por drogas, tumores, lesões cerebrais).

Este tipo de respiração é observado nas perturbações do sistema nervoso central. O aumento do número e da profundidade da respiração, chamado casmal, e a respiração causada pela cetoacidose diabética.

Apneia: Um período de paragem da respiração, cujo tempo é diferente. A apneia pode ocorrer durante uma variedade de perturbações respiratórias, como a apneia do sono. A vida pode estar em perigo se o doente não for apoiado. Períodos regulares em que o número e a profundidade da respiração aumentam e depois diminuem para formar um espelho (normalmente 20 segundos de apneia).

Respiração de Biot: Períodos normais de respiração (3 a 2 respirações) seguidos de períodos variáveis de apneia (10 segundos de apneia por minuto).

A protrusão dos espaços intercostais durante a expiração indica uma obstrução à saída de ar (como o enfisema). A retração assimétrica dos espaços intercostais no lado afetado ocorre devido ao aumento da pressão na parte interna do mesmo lado.

Esta condição é causada pela acumulação de ar na cavidade pleural (pneumotórax) ou pelo aumento da pressão do líquido na pleura (derrame pleural). A retração muscular entre as costelas, sobretudo quando ocorre de forma assimétrica, é um sinal de obstrução dos sub-ramos da árvore brônquica.

As palmas das mãos são utilizadas para detetar lesões profundas no tórax e as pontas dos dedos são utilizadas para tocar feridas e massas subcutâneas. A sensação de som e vibração na parede torácica que se sente pelo tato chama-se tremor tátil. Para o criar, pede-se ao doente que repita o número 99 a cada movimento da mão do examinador sobre o tórax. Por esta razão, nos doentes com enfisema, em que o ar se acumula nos pulmões, a vibração tátil diminui, mas em casos como a pneumonia, a vibração tátil aumenta na parte superior do lóbulo afetado. Nas pessoas obesas, a vibração tátil é menos apreciada. Se o teste de vibração tátil for anormal, é realizado um teste de ressonância da voz. Durante a audição, quando o cliente fala normalmente, ouve-se um som abafado, abafado.

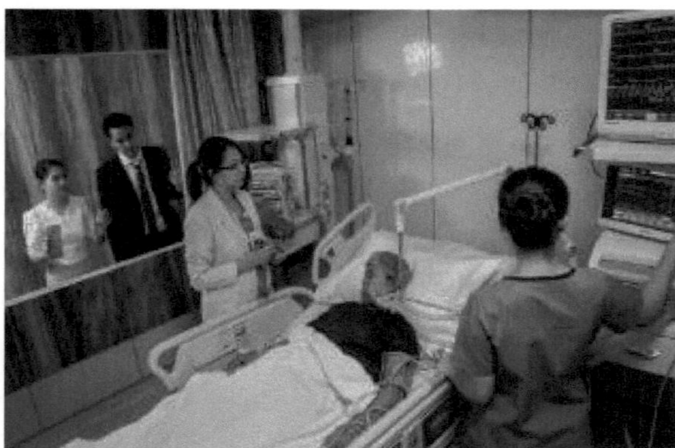

Figura 19. UTI

O som é mais forte no centro do tórax, nas grandes vias respiratórias, e é mais calmo na parte periférica. A presença de congestão nos pulmões faz com que os sons sejam mais altos na audição. Porque a densidade aumenta a transmissão das vibrações sonoras.

A broncofonia é o aumento da intensidade e da nitidez da ressonância da voz, de tal forma que, quando o cliente repete o número 99, o som é ouvido mais claramente do que no estado normal. Na presença de broncofonia, examina-se a egofonia, que é uma alteração do som relativo à letra E, que indica uma congestão dos pulmões.

Quando o cliente repete a letra E, o som é ouvido de forma clara e nítida.

A percussão torácica começa normalmente na superfície dorsal do tórax e requer que o doente se sente. A cabeça é inclinada para a frente e os braços e as mãos ficam de cada lado das pernas. Esta posição separa os ombros e proporciona mais espaço para o exame. A ressonância é um som natural quando é eliminada, mas em casos como a DPOC, o som da ressonância hiperactiva é eliminado porque o ar fica preso nos pulmões.

A percussão também serve para verificar a expansão do diafragma. O cliente é convidado a respirar fundo e a suster a respiração. Enquanto bate a partir da parte de trás do pulmão, presta-se atenção para mudar o som de ressonância para opaco, e esta parte é marcada automaticamente. Isto repete-se depois na expiração. Normalmente, a distância entre os dois sinais deve ser de 3-6 cm. Nas mulheres, este comprimento é mais curto.

Os sons naturais da respiração são vesicular, bronco-vascular, brônquico e traqueal.

Expetoração: Podem ser necessárias análises periódicas à expetoração nos doentes que tomam antibióticos ou corticosteróides e nos doentes que tomam medicamentos imunossupressores a longo prazo, porque estas substâncias suprimem os sintomas da infeção.

Tossir e cuspir é uma forma útil de recolher amostras. O doente é instruído a limpar o nariz, a garganta e a boca para que a expetoração não seja contaminada com secreções orais e germes. Em seguida, respirar fundo algumas vezes, tossir e recolher a expetoração num recipiente esterilizado.

Se o doente não for capaz de expelir a expetoração por si próprio, utilizar um nebulizador, um aerossol com soro fisiológico saturado, propilenoglicol ou outros materiais, ou utilizar nebulizadores ultra-sónicos. Caso contrário, é utilizada a aspiração endotraqueal.

É preferível colher uma amostra de expetoração de manhã cedo, quando a expetoração se acumulou nos pulmões durante a noite, e enviá-la para o laboratório no prazo de 2 horas. Como a expetoração permanece no ambiente durante muito tempo, provoca o crescimento de microrganismos e a sua contaminação no ar quente da sala.

Radiografia do tórax: Os pulmões são normalmente fotografados durante a respiração porque os pulmões têm a dilatação máxima e todas as partes são bem visíveis. O diafragma também desce e os pulmões são melhor examinados. No pneumotórax ou na oclusão de grandes artérias, uma fotografia tirada durante a expiração.

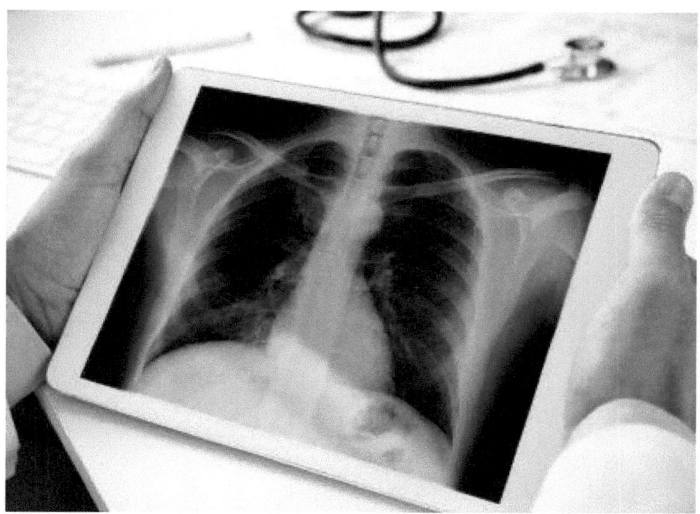

Figura 20. Radiografia do tórax

Broncoscopia: Broncoscopia dura realizada na cabeceira do doente mas efectuada no bloco operatório. Para a broncoscopia, o doente deve estar em jejum durante 6 horas. Antes da broncoscopia, é habitualmente utilizada atropina para suprimir a estimulação vagal e o reflexo da tosse e para aliviar a ansiedade do doente.

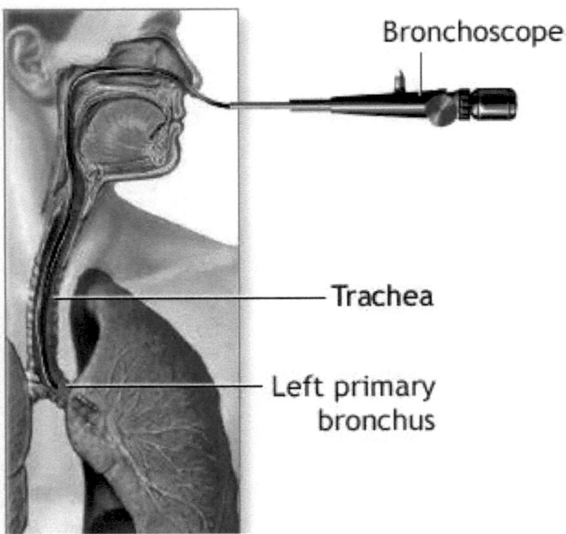

Figura 21. Informações sobre a broncoscopia

Os sintomas de irritação vagal incluem bradicardia, disritmia e diminuição da tensão arterial. Tenha em atenção que a administração de analgésicos a um doente com insuficiência respiratória pode causar paragem respiratória. Na broncoscopia rígida, é colocado um rolo por baixo do pescoço do doente para estender o pescoço, mas na broncoscopia de fibra ótica é colocada uma almofada por baixo da cabeça e do pescoço do doente.

Antes do procedimento, o doente não deve comer pela boca até o reflexo da tosse voltar, uma vez que os anestésicos, analgésicos e anestesia afectam a laringe e não há reflexo de deglutição durante várias horas. Sempre que o reflexo da tosse voltar, o enfermeiro pode usar cubos de gelo com líquidos para o doente. Além disso, para evitar o

edema da laringe, o doente é colocado numa posição semi-sentada. O doente foi submetido a uma broncoscopia na enfermaria de cirurgia de ambulatório. O controlo do doente é importante para o aumento da pulsação, hemoptise, hipoxia, diminuição da PA e dispneia após a broncoscopia. Se o doente tiver uma dor de garganta, esta é tratada com um gargarejo de soro fisiológico (após o regresso do reflexo de vómito).
A toracoscopia é um procedimento de diagnóstico através do qual a cavidade pleural é examinada com um endoscópio e a brontografia é a observação da árvore traqueobrônquica através de radiografia de raios X após a injeção de um corante iodado nos brônquios. É normalmente utilizado para diagnosticar bronquiectasias.
Este teste não é utilizado em doentes com tosse grave ou expetoração. Com os broncoscópios flexíveis de fibra ótica, a utilização deste método foi reduzida, uma vez que pode afetar a função pulmonar, pelo que só é examinado um pulmão de cada vez. Normalmente, o único desconforto associado a este procedimento é a tendência do doente para tossir.
O doente deve estar fora da meia-noite no dia anterior ao teste NPO e tomar medidas de higiene oral completas (reduzindo a possibilidade de entrada de bactérias nos pulmões). As dentaduras, os óculos ou as lentes de contacto saem. São necessários atropina e diazepam. O doente é instruído para não engolir o anestésico local aspirado para a garganta. Além disso, tenta não tossir durante o exame, porque a tosse impede que os bronquíolos se encham completamente e que o material de contraste seja retirado antes de o exame estar concluído. Após o exame, o doente fica em NPO até que a anestesia passe e o reflexo de vómito

se estabeleça. Normalmente, isto demora cerca de 2 horas. A drenagem posicional é efectuada para drenar o agente de contraste.

O doente é encorajado a roubar. O doente ensinou que, normalmente, 2-3 dias após o teste, a sua temperatura corporal subia ligeiramente. Fazer gargarejos com soro fisiológico morno pode aliviar a dor de garganta. Normalmente, 2 a 4 horas após o exame, o doente recupera a capacidade de realizar actividades normais. A toracoscopia, a toracossíntese, a biópsia, a utilização do laser de CO_2 para evacuar as bolhas de ar, o tratamento do pneumotórax e o tratamento dos nódulos pulmonares periféricos são possíveis. É necessário ter cuidado se for implantado um tubo torácico no doente.

A toracocentese é a extração de líquido do espaço pleural que pode ser diagnóstica e terapêutica. O enfermeiro deve explicar ao doente que este deve permanecer imóvel durante o procedimento. O doente pode também sentir-se pressionado. A posição do doente é muito importante durante a toracocentese. Em geral, este método é possível em três situações:

- Sentar-se na beira da cama com os braços e as pernas apoiados e a cabeça do doente apoiada numa pequena almofada na mesa por baixo da cama (melhor posição)
- O doente é colocado numa cadeira de cabeça para baixo e a sua cabeça e braços são colocados nas costas da cadeira.
- Se o doente não se puder sentar, coloca-se de lado no lado em que o teste não é efectuado.

O doente deve repousar na cama e deve ser tirada uma fotografia do pulmão para controlar as complicações após a toracocentese (como o pneumotórax). Avaliar a frequência respiratória, os movimentos simétricos do tórax, as tonturas, o aperto no peito, a fraqueza e os desmaios, a tosse, a hemoptise, o muco sanguinolento e espumoso, o pulso rápido e os sintomas de hipoxemia.

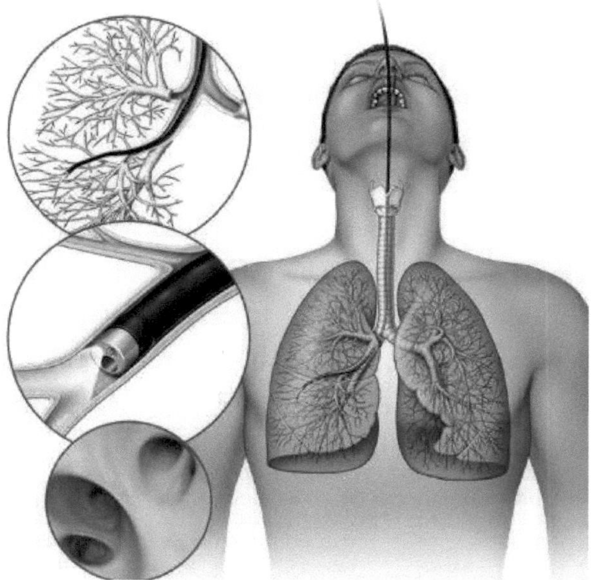

Figura 22. Broncoscopia

Alguns conselhos: A toracocentese sob ultrassonografia é a complicação menos comum e, se houver acumulação de líquido numa parte da cavidade pleural, a ultrassonografia é a melhor forma de determinar onde entra a agulha de toracocentese.

Além disso, se o ar se acumular na cavidade pleural, o local da toracocentese é geralmente no segundo e terceiro espaços entre as costelas na linha média clavicular. Porque o ar acumula-se nas partes superiores. No entanto, o líquido acumula-se na base dos pulmões. Como a pleura externa é muito sensível, a anestesia local é efectuada antes de inserir a agulha de toracocentese. Uma dor súbita no peito ou no ombro é um sinal de estimulação da pleura visceral e do diafragma com uma agulha.

Na biopsia por acupunctura, quando a agulha atinge a pleura, o doente deve suster a respiração enquanto expira. Colocar lentamente o dedo indicador ou o polegar no orifício criado para evitar a fuga de secreções à volta.

É importante registar e comunicar dispneia, hemorragia ou infeção após uma biopsia (como a broncoscopia e a toracoscopia). Uma doença que irrita a mucosa nasal pode ser alérgica ou não alérgica. O tipo alérgico classifica-se em certas estações do ano, durante o período de polinização permanente das plantas. Rinite causada por factores como factores ambientais (mudanças de temperatura com humidade, odores com alimentos), mudanças de idade, doenças sistémicas, medicamentos (anti-hipertensores, OCP e uso continuado de gotas inaladas) e corpo estranho.

Rinorreia, secreção purulenta do nariz, comichão na mucosa nasal e no palato superior e espirros são sintomas de rinite. Se a rinite for uma constipação viral, é administrado um tratamento sintomático. Se for alérgica, é possível estar sozinho e identificar o tipo de alergia. Os anti-histamínicos são utilizados para tratar os espirros, a comichão e a rinorreia. Em caso de congestão grave, podem ser utilizados corticosteróides intranasais. Também são prescritos colírios para aliviar a inflamação e a vermelhidão dos olhos. Lavar o nariz com soro fisiológico através de um spray aerossol pode acalmar o doente, remover melhor as secreções nasais e reduzir a visão. Assoar o nariz. Quando utilizar o spray nasal, certifique-se de que: o doente se senta direito, o spray não atinge o septo nasal, existe um intervalo de um minuto entre a primeira e a segunda inalação.

Capítulo 5: Oxigenoterapia

Nos sistemas de baixo fluxo de oxigénio, o doente respira ar ambiente com oxigénio. Para utilizar este tipo de sistema, o doente tem de ter um volume corrente normal e um padrão respiratório regular. Estes sistemas incluem a cânula nasal, a máscara de oxigénio simples, a máscara de reinalação com saco de armazenamento e a máscara sem reinalação com saco de armazenamento.

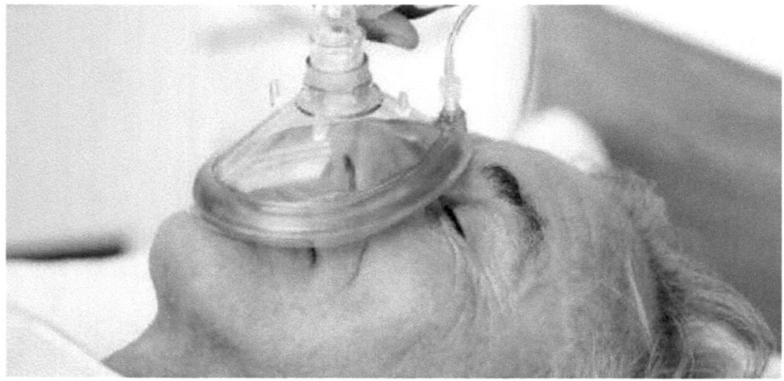

Figura 23. Máscara de oxigénio hospitalar

Os sistemas com elevado fluxo de oxigénio produzem normalmente uma percentagem fixa de oxigénio FiO_2 que não se altera à medida que o padrão respiratório do doente se altera. O exemplo mais comum é a máscara Venturi.

Sistemas de baixo caudal

Estes dispositivos fornecem oxigénio ao doente em diferentes concentrações de 21-90%. Nestes sistemas, as variáveis que afectam a FiO_2 (percentagem de oxigénio residual) são:

- ✓ Capacidade de armazenamento anatómico do sistema respiratório.
- ✓ Tipo de sistema de administração de oxigénio (cateter nasal ou cânula, máscara, saco de armazenamento).
- ✓ Caudal de oxigénio (litros por minuto).
- ✓ Padrão de ventilação do doente Em doentes com respiração profunda, o doente recebe uma menor percentagem de oxigénio, porque uma maior quantidade de ar atmosférico contendo 21% de FiO_2 se mistura com o oxigénio prescrito e diminui a FiO_2.

Estes dispositivos são:

Cânula nasal: Cateter nasal utilizado quando o doente necessita de concentrações baixas a médias de oxigénio. Este método é fácil de utilizar.

A maioria dos doentes tolera-o bem. O fornecimento de oxigénio superior a 6-8 litros'/min provoca secura da mucosa. Se for utilizado mais de 6 litros/minuto, não aumenta significativamente a oxigenação. Porque o oxigénio é armazenado no espaço anatómico com o espaço morto (boca ou cavidades nasais).

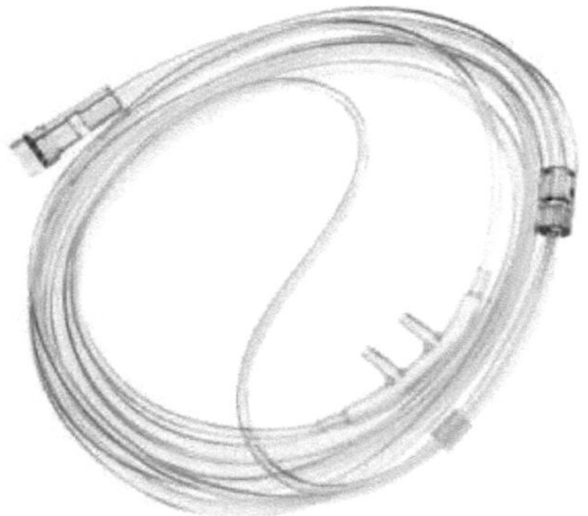

Figura 24. Cânula nasal

A principal desvantagem da cânula nasal é a sua incapacidade de fornecer concentrações elevadas de oxigénio em doentes com necessidades de ventilação graves. À medida que o fluxo de oxigénio aumenta de 1 para 6 litros, a FiO_2 aumenta de 24% para 46%. Esta relação altera-se com as alterações na ventilação por minuto do doente.

Nota: Quando a ventilação aumenta por minuto, a ventilação adicional fornecida pelo ar ambiente e a FiO_2 começam a diminuir. Um aumento de quatro vezes na ventilação por minuto em relação ao fluxo de oxigénio através da cânula nasal reduz a FiO_2 em 48%. Cateteres nasais utilizados em doentes com obstrução crónica das vias aéreas.

Os doentes com insuficiência pulmonar crónica não devem consumir mais de 2-3 litros de oxigénio por minuto devido à retenção crónica de dióxido de carbono. A menos que estejam sob ventilação, pois existe a possibilidade de apneia e paragem respiratória nestes doentes.

Quando um cateter nasal é utilizado em doses superiores a 2 litros/minuto, é necessário utilizar oxigénio húmido. Ao utilizar o método, deve considerar a pele do rosto no ponto de contacto com o cateter para estimulação. Examinar as membranas mucosas da boca e do nariz para verificar se estão secas.

Instruções: Verificar a narina do doente com uma lanterna. Se a cânula for larga, passá-la por trás das orelhas e por baixo das orelhas e colocar o gancho firmemente por baixo do queixo do doente se utilizar fita adesiva para fixar a cânula.

Cateter de garganta: Outro método raramente utilizado, mas utilizado a curto prazo.

Máscara facial simples (máscara simples): Utilizada para tratamento de curto prazo e de emergência e fornece oxigénio ao doente a uma concentração de 40-60%.

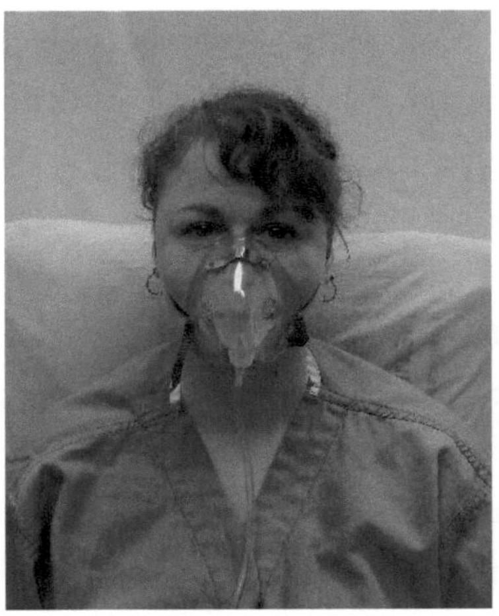

Figura 25. Máscara facial simples

A taxa mínima de oxigénio prescrita é de 5 litros por minuto, o que impede a exalação do ar expirado. É necessário certificar-se de que a máscara tem o tamanho certo para o seu rosto. Reduz a incompatibilidade da máscara com a FiO_2. Examine a pele do rosto para verificar a pressão exercida pela máscara. A máscara impede o doente de limpar a boca, especialmente se o doente vomitar. Por conseguinte, é necessário considerar o doente em termos de aspiração. Os doentes que têm medo de espaços fechados (cateter fobia) devem estar relaxados quando utilizam a máscara. Consulte um médico para mudar a máscara para um cateter nasal enquanto come.

Nota importante: O caudal de oxigénio foi ajustado para, pelo menos, 5 litros por minuto para remover o dióxido de carbono da máscara e evitar a re-respiração.

O calor e o confinamento podem danificar a pele do doente. Para que o oxigénio seja administrado em concentrações mais elevadas, a máscara deve ter exatamente o tamanho do nariz e da boca, pelo que pode causar desconforto ao doente. É necessário cortar o oxigénio quando se fala. Assim, a sua utilização durante muito tempo é insuportável.

Guia de prescrição

Escolha o tamanho de máscara mais adequado para o seu rosto. Coloque a máscara no nariz, boca e queixo. Para um doente magro e idoso com uma bochecha encovada, as almofadas de gás na bochecha e por baixo da máscara ajudam a estabilizar a máscara na bochecha. No entanto, se a máscara não estiver fixa, o ar da sala combina-se com o oxigénio. São necessários pelo menos 5 litros de oxigénio por minuto para evitar que o doente volte a respirar dióxido de carbono durante a expiração.

Máscara, reinalando parte do ar expirado: O doente respira oxigénio através de uma máscara que contém um saco com ar atmosférico e teor de oxigénio. Um volume de ar de retorno entra no saco de armazenamento porque o ar que entra no saco armazenado provém da traqueia e dos brônquios, onde não se efectuam trocas gasosas. O doente volta a expirar ar oxigenado.

Nota: De facto, o volume que regressa do espaço morto contém mais oxigénio e uma pequena quantidade de CO_2. Com esta máscara, o doente consegue inalar um terço do volume de ar expirado. Este contém muito oxigénio, pelo que a FiO_2 aumenta. Quando utilizar este tipo de máscara, certifique-se de que o saco não está dobrado, pois nesse caso a máscara ficará vazia. Ajuste o caudal de oxigénio de modo a que o saco esteja sempre insuflado.

Caso contrário, a quantidade de oxigenação diminuirá. Para que a concentração de oxigénio seja exacta, a máscara é fixada ao rosto e isto pode causar desconforto ao doente e este deve ser privado de oxigénio enquanto come e fala.

O calor e a contenção podem fazer com que o doente fique livre. A possibilidade de torcer e dobrar o saco existente torna-o inutilizável durante muito tempo. Durante a inalação, o ar no interior do saco é reduzido em mais de um terço. Caso contrário, o CO_2 acumula-se no saco de armazenamento, provocando uma diminuição da percentagem de oxigénio no interior do saco.

Máscara sem reinalação do ar expirado: No momento da inalação, a válvula de cauda unidirecional abre-se e é dirigida diretamente para a máscara a partir do saco de armazenamento de oxigénio.

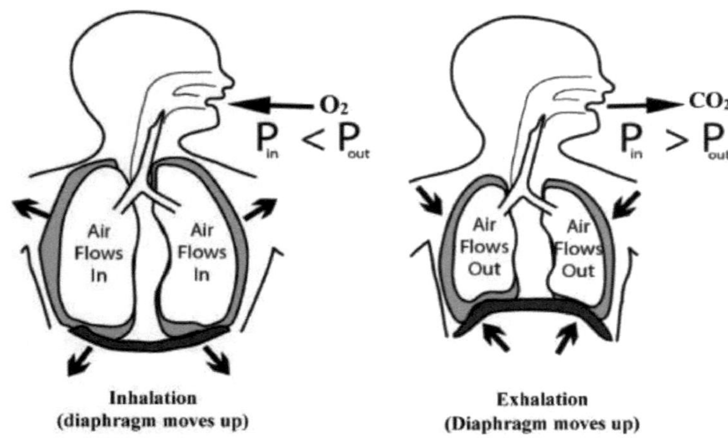

Figura 26. Máscaras faciais armas simples mas poderosas

Ao expirar, os gases são expelidos através de uma válvula unidirecional. Esta máscara fornece a maior concentração de oxigénio a baixa velocidade. Com esta máscara, a quantidade de FiO_2 será superior a 90%, o que, naturalmente, dependerá dos padrões respiratórios do doente.

É eficaz para tratamentos de curta duração. O muco não seca. Se necessário, ao retirar a válvula unidirecional, transforma-se numa máscara, reinalando parte do ar expirado.

Este tipo de máscara é frequentemente utilizado em doentes com mau estado respiratório e propensos a serem entubados. Estas máscaras têm uma válvula unidirecional entre a máscara e o saco de armazenamento e duas tampas nas válvulas de expiração. Esta válvula permite que o cliente receba todo o oxigénio da câmara de armazenamento. As tampas impedem a entrada de ar na sala através das aberturas. Taxa de fornecimento de FiO(2), 95-100% Para fornecer esta taxa de FiO_2, o saco de armazenamento tem de estar cheio.

Nota importante: Se o saco de armazenamento for dobrado ou desligado da fonte de oxigénio, pode ocorrer asfixia. Ver o airbag durante a inalação.

O saco não deve encolher para além da sua capacidade em cada respiração. Um saco com pouco ar é um sinal de fluxo de ar insuficiente. Como este método requer uma fixação completa à volta do rosto, pode ser difícil de manter, causando desconforto ao doente e irritação da pele. Pode ser difícil de manter, causando desconforto ao doente e irritação da pele. Não é aplicável a tratamentos de longa duração.

Máscara Venture: Fornece a quantidade mais precisa de oxigénio a pedido. Mistura um determinado volume de ar e oxigénio. Apesar do padrão de respiração do doente, o oxigénio é administrado ao doente numa concentração elevada e com precisão a um fluxo constante. Funciona de tal forma que, por cada litro de oxigénio utilizado, absorve quantidades específicas e adequadas de ar e fornece ao doente.

Existe um adaptador entre o botão da máscara e a fonte de oxigénio. O adaptador tem orifícios de diferentes tamanhos. Estes orifícios permitem que o oxigénio se combine com o ar ambiente. O adaptador seleciona a quantidade de oxigénio desejada.

É preferível que os doentes propensos ao aumento do CO_2 utilizem primeiro uma ventilação de 32-38% e, se a saturação arterial de oxigénio não atingir mais de 88%, aumentem a percentagem de venturi passo a passo. Note-se que o objetivo final é aumentar a saturação de oxigénio para 88-92% e não deve exceder 92% em doentes com hipoventilação ou DPOC. Por conseguinte, se a saturação de oxigénio for superior a 92%, utilizar novamente o venturi com uma percentagem de FiO_2 inferior.

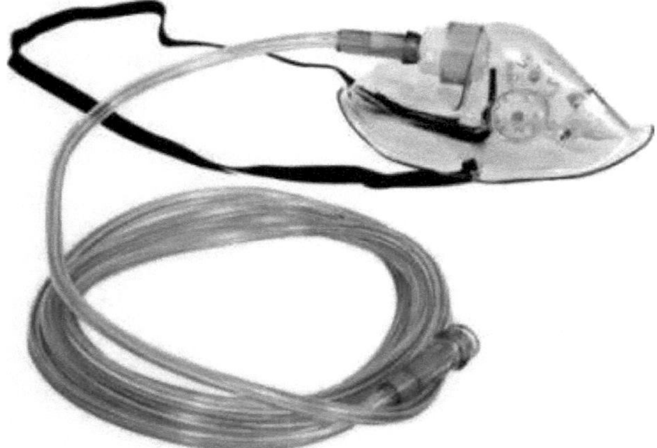

Figura 27. Máscara facial sem reinalação Máscara facial com elevado teor de oxigénio

Infelizmente, tornou-se comum entre o pessoal médico a ideia errada de que a ventilação pode fornecer FiO_2s mais elevados e é a melhor terapia de oxigénio para doentes hipóxicos. Não se esqueça de que, em doentes com dificuldade respiratória e um elevado número e volume de respiração, o doente necessita de um dispositivo para oxigenoterapia que possa fornecer um elevado volume minuto de oxigénio com uma percentagem elevada.

Embora o volume máximo fornecido pelo Venturi seja de cerca de 30-35 litros, este dispositivo não é eficaz para doentes com dificuldades respiratórias, cujo volume por minuto atinge por vezes 40 a 70 litros por minuto. Jato permutável ou interface permutável: Adaptadores de cores intercambiáveis, cada um dos quais mistura um fluxo constante de oxigénio com o ar e fornece-o ao doente, uma vez que não impede a secagem da mucosa e um humidificador de aerossol utilizado com ele. Se a máscara se perder ou se a válvula estiver bloqueada. Não há corrente suficiente ou a concentração de oxigénio na respiração do doente varia mais do que o normal. A fala é interrompida durante a refeição.

Tenda facial: Esta tenda está localizada acima do queixo do cliente e cobre mais de metade do rosto. A concentração de oxigénio recebida será diferente. Este dispositivo tem prioridade sobre as máscaras apertadas em doentes com traumatismos faciais e queimaduras.

Máscaras de aerossol utilizadas nos seguintes clientes: Os que têm alta, os clientes que necessitam de humidade elevada, após a remoção do tubo com cirurgia nas vias respiratórias superiores.

Colar de traqueostomia: Este colar é utilizado em doentes. Que necessitam de oxigénio com elevada humidade, para além de que estes doentes também devem ter uma traqueostomia.

Peça em T: Um dispositivo chamado peça em T ou Tolece capaz de fornecer a FiO_2 desejada a clientes com um tubo endotraqueal de traqueostomia e laringectomia.

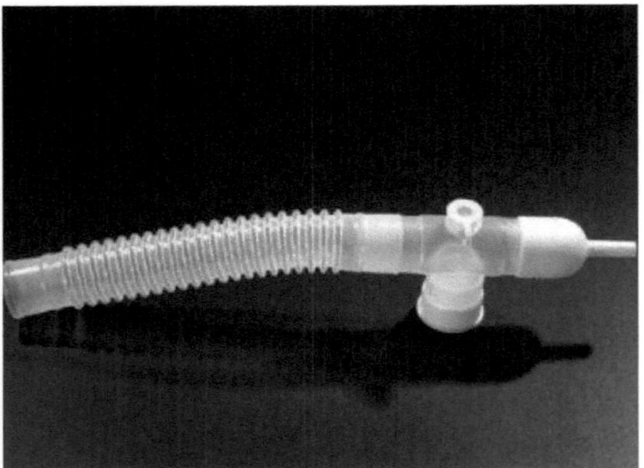

Figura 28. Peça T

Deixar a parte expiratória (orifício de expiração) aberta quando se utiliza a peça em T, caso contrário existe a possibilidade de asfixia. Fixar a peça em T de modo a não esticar o tubo endotraqueal ou a traqueostomia e a não arranhar a pele.

Máscara de pressão positiva contínua nas vias respiratórias: Este sistema permite que o doente respire espontaneamente, fornecendo pressão positiva contínua nas vias aéreas, com ou sem vias aéreas artificiais. Os benefícios da FRC aumentam de forma não invasiva, aumentando o oxigénio arterial e evitando a intubação. Dá ao paciente a oportunidade de tossir e falar sem interromper a pressão positiva. Monitorize o seu estado respiratório, o fluxo sanguíneo e a função gastrointestinal de hora a hora enquanto utiliza a máscara.

Complicações porque tem de ser perfeitamente dimensionado. Pode causar desconforto ao doente. Torna-se difícil comer e falar. Se o doente vomitar, o risco de aspiração aumenta. Diminuição do débito cardíaco,

distensão gástrica, contra-indicada em doentes com DPOC, diminuição do débito cardíaco ou pneumotórax de compressão. A ventilação manual é um dispositivo expansível que se liga à máscara facial ou diretamente a um tubo endotraqueal ou a um tubo de traqueostomia, permitindo que o doente possa respirar oxigénio ou ar para o quarto.
A utilização de oxigénio com ambob ajuda a melhorar o fluxo do sistema cardiovascular. É normalmente utilizado em situações de emergência quando o doente é temporariamente desligado do ventilador mecânico, durante a transferência e substituição do tubo endotraqueal ou antes da aspiração. Nestes casos, a utilização de um saco de reanimação manual provoca a ventilação.
Exceto no caso de doentes com intubação ou traqueostomia, escolha uma máscara adequada que cubra o nariz e a boca. Fixar a máscara ao saco de reanimação. Examinar as vias aéreas superiores do doente para verificar se existem objectos estranhos antes de utilizar um saco de reanimação manual. Com a sucção, remover as secreções que possam estar a obstruir (substituir uma via aérea oral-faríngea ou nasofaríngea, se necessário, para manter a adequação das vias aéreas. Aspirar se o doente tiver uma traqueostomia ou um tubo endotraqueal se não houver obstrução. (Contra-indicações em casos como lesões das vértebras do pescoço).
Virar a cabeça do doente para trás. Puxar o queixo para cima. A base da lesão afasta-se da garganta e evita a obstrução das vias respiratórias. Colocar uma mão não dominante sobre a máscara do doente. Aplicar pressão sobre a máscara à frente do rosto do doente. Se o doente for um

adulto, pressionar o saco com a mão dominante de 5 em 5 minutos para permitir a entrada de 1 litro de ar nos pulmões.

Se o doente tiver tensão, inspire ao mesmo tempo que o doente está a tentar respirar e não respire durante a expiração. Observar o tórax do doente para detetar dificuldades.

Embora as vias respiratórias muito grandes possam bloquear a traqueia, se os corpos estranhos não forem removidos manualmente da boca e da garganta antes da colocação das vias respiratórias, podem levar à aspiração. A fim de evitar o vómito e a aspiração da via aérea oral-faríngea, o reflexo do gás é expelido imediatamente após a recorrência.

Oxigénio de alto fluxo: Este aparelho, que é o mais recente tipo de oxigenoterapia, fornece a quantidade de oxigénio com um fluxo mais elevado, cujo fluxo se situa entre 30-60 litros por minuto e tem um regulador da humidade e da temperatura do oxigénio, pelo que o doente pode receber oxigénio a uma percentagem muito elevada. Imagine que 20 litros por minuto de fluxo de oxigénio significa:

(1000 x 20) dividido por 60 = 333,3 cc por segundo de oxigénio chega ao doente e se o volume de cada respiração for de 500 cc, este doente pode facilmente receber a maior quantidade de oxigénio a 100% em cada respiração.

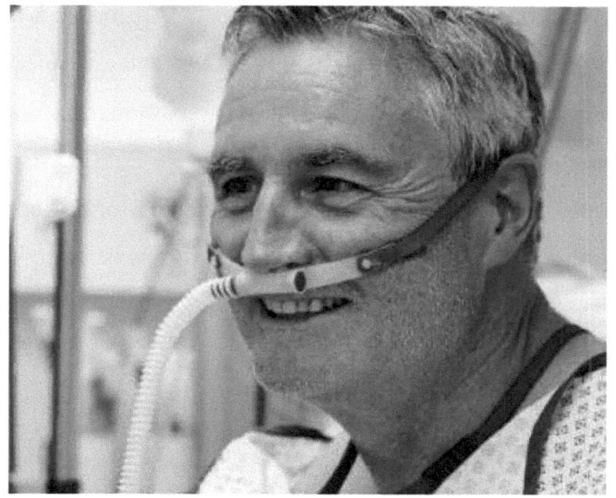

Figura 29. Coletor de alto débito

Dispositivo C-PAP e Bi-PAP: O dispositivo CPAP (ou Pressão Positiva Contínua de Ligação) é um tipo de tratamento que transfere uma ligeira pressão de ar para as vias respiratórias superiores do doente para manter as vias respiratórias abertas para os doentes. Estes podem respirar naturalmente enquanto adormecem ou, por outras palavras, aliviar a falta de ar.

O aparelho de respiração CPAP é utilizado para tratar problemas respiratórios como a apneia obstrutiva do sono e o ressonar crónico. Uma das causas mais importantes é a Apneia Obstrutiva do Sono (AOS) ou apneia obstrutiva do sono. Normalmente, os músculos relaxam durante o sono. As vias respiratórias são constituídas por paredes flexíveis e tecidos moles que bloqueiam as vias respiratórias durante o sono.

A apneia do sono é uma doença em que a respiração pára durante o sono e pode ser uma doença grave e potencialmente fatal. Utilizando um turbofan, uma mangueira e uma máscara, o CPAP fornece uma ligeira pressão de ar às vias respiratórias superiores (vias respiratórias) da pessoa adormecida. O CPAP aspira o ar do quarto, comprime-o ligeiramente e transmite-o através do tubo nasal e da máscara através do nariz ou da boca e do nariz para as vias respiratórias superiores. O ar comprimido impede que as vias respiratórias superiores fiquem bloqueadas (vias respiratórias), permitindo que a pessoa respire normalmente durante o sono.

Tipos de aparelhos CPAP

Dispositivo CPAP de pressão constante: O CPAP aplica ao doente uma pressão positiva acima da atmosfera de forma contínua e uniforme durante a inspiração e a expiração através de uma máscara. O médico determina a pressão do dispositivo após um teste noturno (polissonografia ou PSG) num laboratório do sono.

AP Auto C-pap (APAP) Dispositivo CPAP: (Auto C-pap - APAP) com base na análise do microprocessador interno (microprocessador) da quantidade de redução ou interrupção do fluxo e do ressonar (saída) ajusta a pressão e aplica-a ao doente.

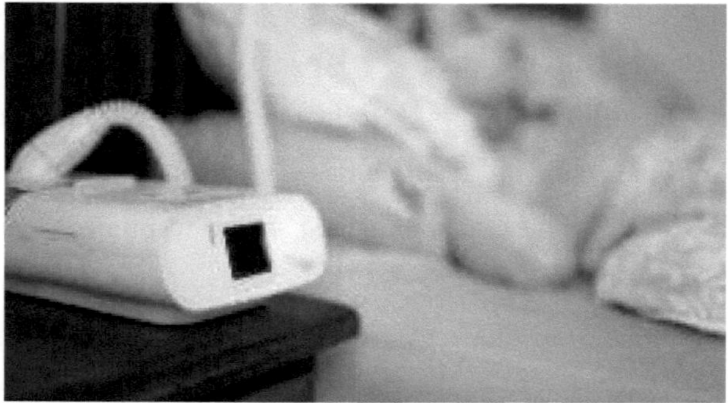

Figura 30. Máquina de C-papel

Estes dispositivos são especialmente úteis em casos de apneia obstrutiva do sono, que aumenta ou diminui quando o corpo está numa determinada posição.

Indicações para o tratamento com CPAP

Insuficiência respiratória hipóxica: A decisão de iniciar o tratamento com uma máquina de C-papel baseia-se no estado clínico do doente. De facto, o C-pap pode ser muito útil em doentes com insuficiência respiratória hipóxica. Não dispomos de critérios específicos para iniciar o tratamento com c-pap nestes doentes. Se a doença for hipoxemia em condições agudas e a hipercarbia ainda não se tiver desenvolvido e a hipoxia não for corrigida com oxigénio e a perda de secreção não estiver relacionada com eventos vasculares, utiliza-se o C-Pap.

É claro que o doente ainda não deve ter indicação para entubação e deve ser capaz de respirar por si próprio e de suportar a via aérea e fornecer o trabalho respiratório necessário.

Apneia obstrutiva do sono: No caso da apneia obstrutiva do sono, o C-pap exerce o seu efeito mantendo as vias aéreas abertas e o apoio respiratório.

Edema pulmonar devido a insuficiência cardíaca: Em pacientes com edema pulmonar induzido por IC que não apresentam hipercarbia. O CPAP CPG melhora a oxigenação e modula as trocas gasosas, expulsando o líquido dos alvéolos e melhorando o seu recrutamento, sendo muito útil.

Benefícios do CPP CPAP; Em geral, os benefícios do CPAP são resumidos a seguir:

- Sobreviver aos alvéolos e melhorar o seu recrutamento.
- Aumentar a complacência pulmonar.
- Reduzir a atelectasia pulmonar.
- Melhorar a oxigenação e corrigir as perturbações das trocas gasosas.
- Aumentar o volume atual do volume corrente.
- Diminuição da função respiratória.
- Reduzir o desfasamento V / Q.

Capacidades Bi-Pap (Bi-PAP ou BPAP): Se o doente tiver dificuldade em expirar com o dispositivo CPAP, deve utilizar o Bi-Pap. Este dispositivo tem duas pressões de ajuste para inalar e exalar. Ao expirar, este dispositivo inteligente apercebe-se e reduz a pressão de ar aplicada para que a pessoa possa expelir facilmente o ar; claro que isto não é suficiente para bloquear as vias respiratórias.

Benefícios do BIPAP: A apneia do sono, se não for tratada, pode levar a acidentes vasculares cerebrais, hipertensão arterial, doenças cardíacas e até à morte. A utilização de dispositivos de bypass minimiza os riscos mencionados. Como mencionado, a utilização deste dispositivo proporciona uma experiência de sono confortável e ininterrupta para a pessoa, o ambiente do doente é aliviado do ressonar e o ressonar e a pessoa tem um sono agradável.

De acordo com investigações efectuadas em centros médicos e de engenharia médica, a utilização do bypass pode mesmo melhorar a memória a longo prazo e a concentração dos pacientes.

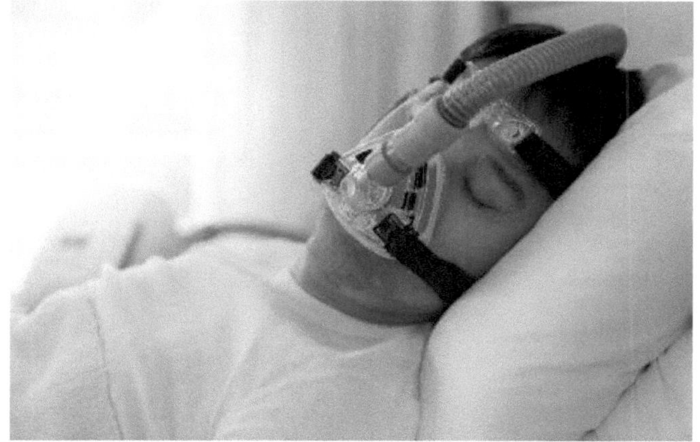

Figura 31. O que é a pressão bi-nível nas vias aéreas?

Pontos-chave na utilização do Bi-PAP (Bi-PAP ou BPAP): Uma vez que é necessário colocar uma máscara enquanto dorme e colocar as correias à volta da cabeça, bem como o som do compressor, a habituação a este dispositivo pode demorar algum tempo. Recomendamos que utilize a terapia PAP sob a supervisão de um especialista.

O tratamento com este tipo de dispositivo, seja por tubo ou por tubo em C, chama-se pepoterapia.

Saco de ambulação: Um tanque de ar de silicone ou plástico utilizado manualmente para criar pressão pulmonar positiva em condições de pneumotórax ou em respiração artificial durante a RCP.

Como operar e utilizar o saco ambo: O saco ambo tem uma válvula unidirecional que faz com que o saco de ar se encha sozinho e impede o seu esvaziamento.

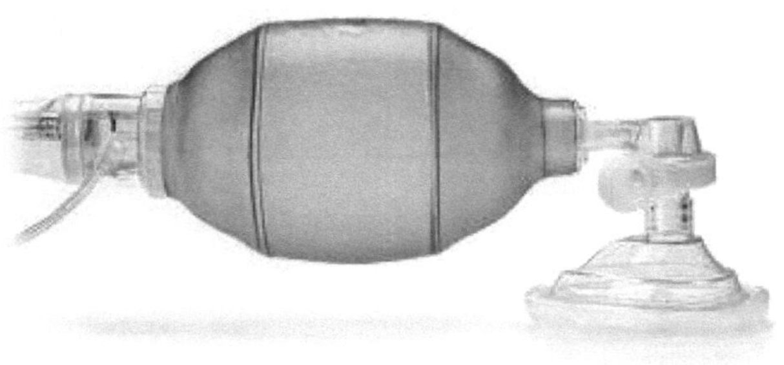

Figura 32. Reanimador manual Saco Ambo

O ambo bag tem de ser transparente e estar ligado à interface de oxigénio, e o saco de armazenamento tem de estar ligado a ele, porque o saco de armazenamento cria 90% de óxido de ferro. O saco ambo tem a capacidade de controlar a concentração do ar da cauda do doente, ligando uma máscara à botija de oxigénio ou aumentando-a para qualquer quantidade.

A válvula instalada no ambo bag é com 20, 30 e 40 cm de grau de água, que deve estar quando se ventila com máscara facial, e quando se ventila pelo tubo endotraqueal, a válvula deve estar aberta. O saco ambo é uma marca que colocou o primeiro tipo de BVM fabricado por um engenheiro alemão (Dr. Holger Hesse) em 1953, pelo que o nome original deste dispositivo é Bag-Valve-Mask, que tem volumes de 500, 600, 1500, 2000 cc.

O BVM deve ser transparente e estar ligado à interface de oxigénio, e o saco de armazenamento ligado a ela, porque é através deste saco de armazenamento que podemos criar 90% de FiO_2. Existem diferentes modelos de silicone autoclavado e outros tipos em que todas as articulações do saco de armazenamento devem ser abertas e colocadas num balde de solução de alta desinfeção (monorpid) durante 10 a 15 minutos e depois enxaguadas.

A válvula (valvula) instalada no saco de ambo com 20, 40 e 60 cm de água é que quando se ventila com uma máscara facial, a válvula está fechada e no momento da ventilação, a válvula deve estar aberta através do tubo endotraqueal. O ar deve ter mais de 20 cm de água, por exemplo, o excesso de pressão de ar não é aplicado ao sistema respiratório do doente, mas esta pressão é ajustada deixando a válvula.

Ao utilizar o BVM, o oxigénio ligado à sua entrada e o caudal de oxigénio deve ser de, pelo menos, 10 litros, de modo a que o doente disponha da maior percentagem de oxigénio possível. O tamanho das máscaras faciais que estão ligadas ao saco de ambo é o seguinte: 0, 1, 2, 3, 4, 5 A técnica EC é utilizada para manter a máscara no rosto.

Número de respirações com BVM em diferentes idades

- Número de respirações por minuto com um tubo traqueal em todos os grupos etários 8 a 10 respirações.
- Em bebés e crianças, 12 a 20 respirações com máscaras e sacos de ambo.

❖ Respiração em adultos 10 a 12 respiração com uma máscara e um saco de ambo.

Ventilação com válvula de saco (máscara com válvula de saco)

Ao ligar a máscara ao tanque de oxigénio, a concentração de ar inalado do doente aumenta, de modo que, ao utilizar oxigénio adicional a um ritmo de 15 litros por minuto, a concentração de oxigénio inalado aumenta para 100%. O saco de oxigénio é utilizado com uma máscara que é colocada na boca e no nariz do doente, ou com um adaptador, a máscara pode ser ligada ao tubo endotraqueal do doente e a ventilação mecânica pode ser efectuada.

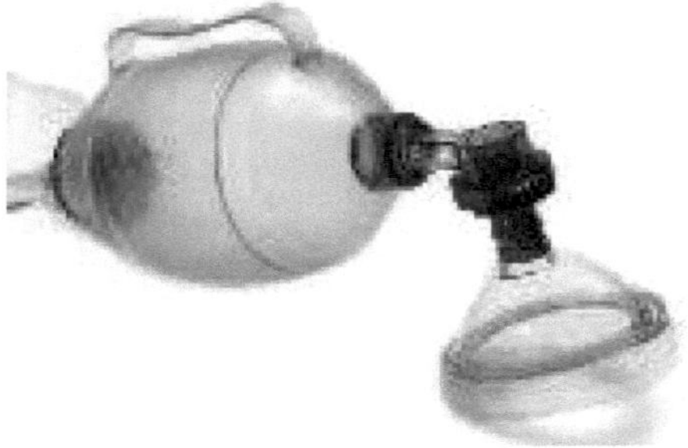

Figura 33. Reanimadores de máscara com válvula de saco

A utilização correta da BVM é uma das competências que os enfermeiros e as equipas de tratamento de emergência têm de dominar. O relatório refere que o saco da máscara é agarrado por uma mão e a outra mão é utilizada para segurar a máscara no rosto e para posicionar a cabeça do doente.

Note-se que o posicionamento incorreto da cabeça e do queixo do doente bloqueia as vias respiratórias e torna a ventilação com a máscara ineficaz. Se uma pessoa não conseguir pegar no saco e no queixo do doente ao mesmo tempo, é necessário que uma pessoa segure a cabeça e o queixo e a outra segure firmemente a máscara na boca e no nariz com uma mão. Apertar o saco com a outra mão.

Saco de ventilação com máscara para duas pessoas

O sucesso da ventilação de um doente com BVM depende da firmeza da máscara no rosto do doente (sem fugas de ar), da abertura das vias respiratórias e de uma ventilação adequada com o volume e número corretos por minuto. A colocação de um tubo Air Way antes da ventilação ajuda a manter as vias aéreas abertas. A ventilação suave e lenta do doente reduz o risco de entrada de ar no estômago e os riscos daí resultantes (fuga de conteúdo gástrico para a boca e garganta do doente e aspiração).

A eficácia da ventilação com BVM é determinada pela subida e descida do tórax. Se disponível, a oximetria de pulso e o controlo da SaO_2 podem avaliar a adequação da ventilação. A utilização de pequenas ampolas reduz o risco de ventilação excessiva e de sobrecarga de ar dos pulmões e, consequentemente, o risco de lesões pulmonares devido ao aumento da pressão (barotrauma) nas crianças.

Capítulo 6: Efeitos secundários da oxigenoterapia

Complicações da oxigenoterapia

Redução da ventilação devido à administração de oxigénio: Naturalmente, a estimulação dos centros respiratórios primários na medula oblonga e no pénis é feita pelo baixo nível de CO_2 e a estimulação dos centros respiratórios secundários na carótida e no arco aórtico pela redução da pressão de oxigénio no sangue para menos de 60 mmHg.

Os clientes com disfunção pulmonar crónica sofrem de retenção de CO_2, o que acaba por reduzir a sensibilidade da medula oblonga ao aumento do CO_2, e a estimulação respiratória só ocorre com a diminuição da pressão de oxigénio. Por conseguinte, o consumo de grandes quantidades de oxigénio nestes doentes elimina este estímulo respiratório e, consequentemente, com o aumento da $PaCO_2$ e da acidose respiratória, o cliente sofre de apneia. A monitorização regular da gasometria arterial pode alertar o enfermeiro para um aumento da $PaCO_2$, para que sejam tomadas as medidas necessárias.

Envenenamento por oxigénio: Uma condição progressiva que causa insuficiência cardíaca num cliente que consome elevadas concentrações de oxigénio durante um longo período de tempo. Concentrações elevadas de oxigénio definidas como um consumo de FiO_2 de 100% durante 6 horas, 80% durante 24 horas e 60% durante 36 horas.

Os primeiros sinais de envenenamento por oxigénio incluem uma ligeira inflamação da traqueia e dos brônquios com desconforto na parte posterior do esterno, congestão nasal, dor ao inalar e tosse. Manter a $PaCO_2$ entre 60-90 mmHg é o ideal num doente que recebe oxigénio.

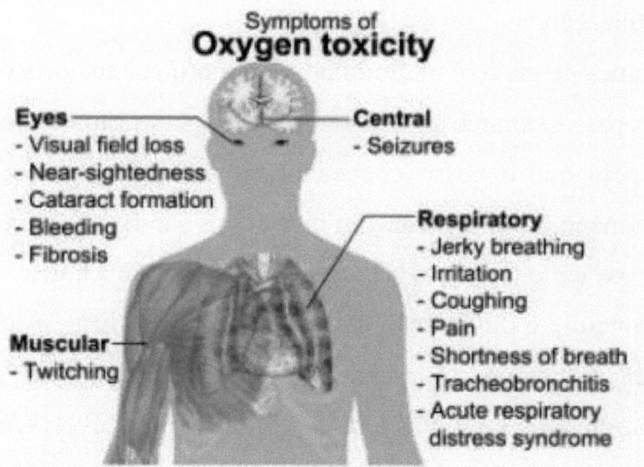

Figura 34. Sinal de sintomas transparentes e sintoma de oxigénio

Respirar oxigénio puro durante muito tempo provoca disfunções nos pulmões. Felizmente, os pulmões têm a capacidade de produzir grandes quantidades de antioxidantes, que protegem os pulmões dos efeitos destrutivos do oxigénio. Se este sistema de defesa antioxidante estiver enfraquecido por alguma razão (consumo excessivo ou capacidade de produção reduzida), respirar oxigénio pode causar danos graves nos pulmões.

Respirar oxigénio puro pode causar uma lesão progressiva e fatal nos pulmões, que é muito semelhante à síndrome de dificuldade respiratória aguda (SDRA). Esta semelhança não é muito interessante porque a SDRA é o resultado de inflamação e danos celulares, os metabolitos do oxigénio desempenham um papel importante na causa da inflamação.

A tendência para provocar lesões pulmonares induzidas pelo oxigénio varia de espécie para espécie e, por exemplo, 5 a 7 dias de respiração de oxigénio puro em ratos provoca a morte, mas as tartarugas marinhas podem respirar oxigénio puro para o resto das suas vidas e constituem uma complicação.

Esta diferença de efeito é muito importante porque a maioria dos testes realizados para examinar a toxicidade do oxigénio são efectuados em animais, pelo que o nosso conhecimento do efeito do oxigénio no pulmão humano é incompleto. Em indivíduos saudáveis e voluntários, respirar oxigénio a 100% durante 6 a 12 horas provoca traqueobronquite e diminuição da capacidade vital. Em cinco doentes que se encontravam em coma irreversível, o oxigénio puro foi consumido durante 3 a 4 dias (e num voluntário saudável) e, em todos os casos acima referidos, desenvolveram-se sintomas semelhantes aos da SDRA.

Naturalmente, o rácio de 60% para FiO_2 não é um valor exato e a presença de antioxidantes endógenos tem um grande efeito nesta quantidade e, se estes antioxidantes diminuírem por qualquer razão, o rácio de 60% pode ser tóxico e reduzido. Nos doentes internados na UCI, presume-se que a quantidade de antioxidantes diminua muito devido ao estado específico do doente, especialmente se o doente passar muito tempo na UCI. Nestes doentes, se o rácio de oxigénio for superior a 21% (ar ambiente), pode ter um efeito tóxico para os doentes.

Para reduzir o risco de oxigenoterapia para os pulmões, devem ser tomadas as seguintes medidas:

Limitar o consumo de oxigénio: A administração de oxigénio de rotina é incorrecta e não é feita.

As utilizações do oxigénio incluem: Possibilidades clínicas que indiquem que a oxigenação dos tecidos é insuficiente, diminuição da pressão arterial de oxigénio (menos 55 mm Hg), lactato sanguíneo superior a 4 mmol/L, frequência cardíaca inferior a 2 L/min e níveis de oxigénio no sangue venoso inferiores a 50%.

Para melhorar a quantidade de antioxidantes, o selénio prescreveu 70 mg por dia para os homens e 55 mg por dia para as mulheres. A vitamina E também pode ajudar. Para reduzir os danos no tecido pulmonar, temos de reduzir a taxa de oxigénio de 60% e mantê-la no mínimo. O pessoal de enfermagem deve aceitar que o oxigénio desempenha um papel no tratamento do doente e que o medicamento é tomado espontaneamente sem receita médica.

A segunda complicação da oxigenoterapia verifica-se no sistema nervoso central sob a forma de convulsões (tónicas e clónicas). As convulsões ocorrem ocasionalmente sem qualquer início súbito, mas muitas vezes acompanhadas de uma premonição (como náuseas, dormência da face e contracções dos músculos faciais, bradicardia, odores desagradáveis e um zumbido nos ouvidos). Quanto mais elevado for o teor de oxigénio e mais elevada for a pressão, mais estes sintomas se manifestam. Até uma pressão de 2,5 atmosferas, a taxa de convulsões é muito baixa e, a partir desta pressão, a taxa de convulsões aumenta gradualmente. Neste caso, o açúcar no sangue também diminui.

Outro efeito tóxico do oxigénio é o de provocar lesões no olho, que podem ser agudas (diminuição do campo visual) e crónicas (diminuição da refração do cristalino e miopia). Estes efeitos secundários seguidos de um consumo de oxigénio a alta pressão durante um longo período de tempo (várias semanas) e com a interrupção do tratamento, os efeitos secundários desaparecem em poucas semanas, mas alguns doentes desenvolvem miopia permanente. A oxigenoterapia pode também provocar cataratas. As pessoas idosas, diabéticas e com complicações vasculares são mais susceptíveis de sofrer complicações oculares. A complicação da catarata não diminui e progride após a privação de oxigénio.

Atelectasia: O aumento da concentração de oxigénio no ar inalado pode provocar a sobreposição dos alvéolos. O azoto, que constitui 78% do ar, é ligeiramente absorvido pelo sangue. A maior parte do azoto permanece nos alvéolos e impede que os alvéolos se sobreponham. Quando a concentração de oxigénio inalado aumenta, as moléculas de oxigénio, em vez das moléculas de azoto, são colocadas nos alvéolos e absorvidas pelo leito vascular, pelo que os alvéolos se esvaziam e se sobrepõem. Este fenómeno é designado por lixiviação de azoto.

Lesões oculares: Ocorrem danos na retina em adultos quando expostos a 100% de FiO_2. A PaO_2 superior a 150 mmHg durante mais de 4 horas pode causar fibroplasia da parte posterior do cristalino. As lágrimas, o edema e a diminuição da visão são o resultado dos efeitos tóxicos do oxigénio com concentrações elevadas na córnea e no cristalino em adultos.

Para evitar o envenenamento

- ✓ Limitar o período de consumo de oxigénio a 100% a períodos curtos de 6-12 horas.

- ✓ Reduzir a FiO_2 para o valor mais baixo na primeira oportunidade possível, mantendo uma PaO_2 superior a 60 mm Hg.
- ✓ A utilização de oxigénio acima de 70% pode ser segura durante 24 horas.
- ✓ O oxigénio acima de 50% pode ser seguro durante dois dias.
- ✓ FiO_2 superior a 40% será potencialmente tóxica ao fim de dois dias.
- ✓ A utilização de FiO_2 inferior a 40% raramente conduzirá a envenenamento por oxigénio.

O oxigénio é normalmente fornecido através de uma garrafa ou centralmente para administração. Antes de administrar o oxigénio, este é humedecido e ajustado quanto à pressão.

Cuidados com o bebé

O oxigénio é o mais comum nas unidades de cuidados intensivos neonatais. O oxigénio é considerado um fármaco que, tal como outros fármacos, tem indicação para a administração da dose do fármaco e para o momento da descontinuação. A hipóxia aumenta a mortalidade e a morbilidade dos bebés. De facto, a quantidade de oxigénio ingerida é ajustada de modo a não causar lesões no cérebro e noutros órgãos, nem complicações como lesões pulmonares e oculares. Por conseguinte, a oxigenoterapia em bebés reveste-se de particular importância. Além disso, é necessário prestar cuidados de enfermagem adequados durante a oxigenoterapia.

Métodos de administração de oxigénio

1. Capuz de oxigénio: Trata-se de um compartimento transparente colocado à volta da cabeça do bebé, simples, acessível e cuja utilização é frequentemente eficaz. A utilização de um capuz evita a turbulência na concentração de oxigénio fornecida ao doente e é útil para manter concentrações elevadas de oxigénio até 40%. O fluxo de gás sob a campânula deve ser de 5-8 mm por minuto para evitar os efeitos nocivos da acumulação de dióxido de carbono exalado. O oxigénio sob a campânula tem de ser quente e húmido.

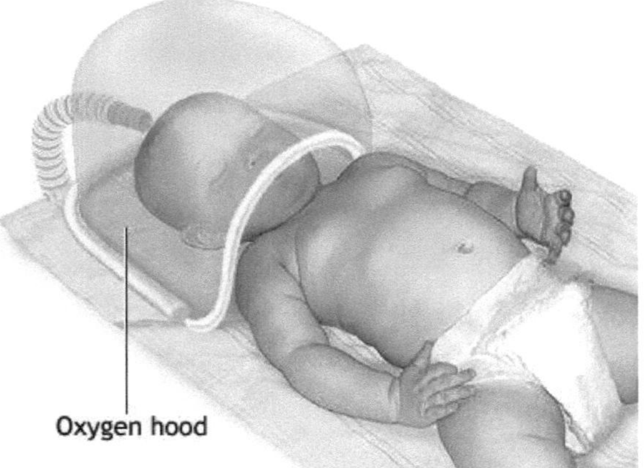

Figura 35. Campânula de oxigénio

O tamanho do capuz foi escolhido para se ajustar à cabeça do bebé e a existência de uma válvula de ajuste do pescoço ajuda a escolher o capuz certo para o bebé. É melhor manter o gás que entra no capuz o mais afastado possível do rosto e da cabeça do bebé.

Pode usar um chapéu para cobrir a cabeça do bebé para evitar a perda de temperatura devido ao fluxo de gás. A temperatura do gás de inalação é ajustada em função do peso do bebé. Meio quilo deve ser de

35 a 37 graus Celsius, um quilo 35-36, três quilos 31-34 e quatro quilos 30-33 graus Celsius.

CPAP: A pressão positiva contínua nas vias aéreas é uma técnica de ventilação adjuvante não invasiva que aumenta o espaço alveolar, reduz a resistência das vias aéreas e reduz a função respiratória devido a menos complicações no tratamento de algumas doenças respiratórias neonatais desde o início da década de 1980. As indicações do CPAP incluem:

- ✓ Recém-nascido prematuro com dificuldade respiratória mínima e baixa suplementação de oxigénio (prevenção de atelectasias).
- ✓ Dificuldade respiratória e necessidade de mais de 30% de oxigénio com o capuz.
- ✓ Necessita de mais de 40% de oxigénio com a campânula.
- ✓ Estabilização inicial de um bebé prematuro com uma idade gestacional de 25-28 semanas numa sala de partos que tem respiração espontânea.
- ✓ Tratamento primário de bebés prematuros com dificuldade respiratória moderada.
- ✓ Retração clara ou dificuldade respiratória num recém-nascido.

Em geral, os bebés com Síndrome de Acesso Respiratório que necessitam de mais de 35-40% de oxigénio no modo CPAP são entubados e ventilados, bem como tratados com surfactante. Em alguns centros, após a intubação e a administração de surfactante, o bebé é rapidamente oxidado e colocado em CPAP.

Contra-indicações

- ✓ Doença pulmonar progressiva com $PaCO_2$ progressiva superior a 60 mm Hg.
- ✓ Algumas anomalias, como a fibrilhação auricular e qualquer palheta diafragmática.
- ✓ Choque, tensão arterial baixa e instabilidade cardiovascular.
- ✓ Apneia grave.

Como trabalhar com CPAP

- ✓ Colocar uma toalha com 2 cm de diâmetro debaixo do ombro do bebé, de modo a que as vias respiratórias fiquem paralelas.
- ✓ Colocação do pino do nariz.
- ✓ É importante que a pinça que escolhemos seja exatamente do tamanho das cavidades nasais do bebé para evitar fugas de ar. Para evitar a necrose e a ulceração do nariz, o perónio deve ser colocado suavemente e sem pressão no interior do nariz. Normalmente, utiliza-se um gorro de pano para fixar a articulação do pino nasal.
- ✓ Introduzir uma boquilha e deixar a extremidade aberta para permitir a saída de ar. Começar com uma pressão de 4-5 cm de água. Se não melhorar, adicionar 2 cm de água à pressão do aparelho de cada vez. A pressão máxima permitida é de 10 cm de água. Iniciar a FiO_2 a partir de 40-50% e, depois de aumentar a pressão do dispositivo até ao máximo e não aumentar o O_2sat, aumentar a sua percentagem em 5-10% de cada vez.

Cuidados intra-operatórios

- o Monitorização contínua dos sinais vitais e da oxigenação do oxigénio.
- o Instalação de sonda gástrica para evitar a distensão abdominal.
- o Mudar a posição do bebé a cada 2-4 horas.
- o Cada turno do tubo de ligação está limpo e no lugar correto.
- o Verificação e controlo da necrose de compressão do nariz.

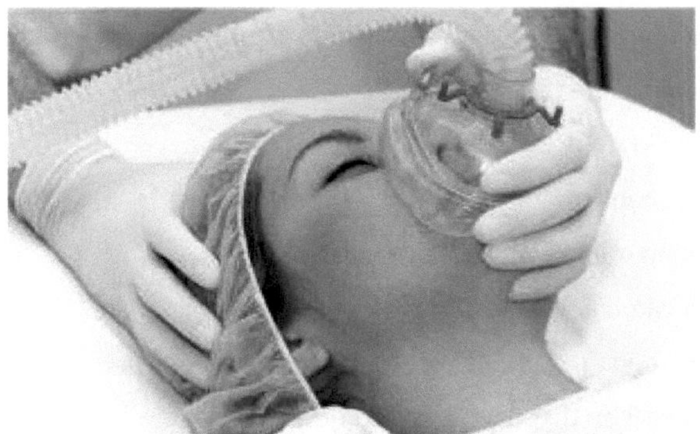

Figura 36. Os princípios dos cuidados cirúrgicos

Como é que sabemos se um bebé tolerou o CPAP?

- o Um bebé com esta doença apresenta os seguintes sintomas
- o Dorme tranquilamente, não tem gemidos nem retracções.
- o A cor da pele é cor-de-rosa.
- o O tempo de enchimento capilar é de três segundos ou menos.
- o FiO_2 inferior a 40%, o oxímetro de pulso está no intervalo aceitável de 90-94%.
- o Tem gases sanguíneos aceitáveis.

Os sintomas de intolerância ao CPAP incluem: Um bebé que não consegue tolerar o CPAP apresenta os seguintes sintomas:

- ✓ Gemidos e retracções contínuas.
- ✓ Apneia apesar da pressão CPAP correta.
- ✓ Saturação de oxigénio insatisfatória e inferior a 90% apesar de FiO_2 40% e necessidade de pressão CPAP superior a 6 cm de água.
- ✓ Retenção de dióxido de carbono superior a 55 mm Hg.
- ✓ Intolerância às pinças nasais, apesar de todos os esforços.

As razões óbvias e tratáveis para não responder ao NCPAP incluem as seguintes:

- ✓ Aplicação de pressão insuficiente.
- ✓ Aplicar corrente insuficiente.
- ✓ Tamanho e localização incorrectos do pino.
- ✓ Obstrução das vias respiratórias devido à descarga.
- ✓ Sair da boca (o que provoca fugas e queda de pressão na zona da garganta. Um dispositivo utilizado para fechar a boca).

Está na hora de separar o bebé do CPAP

Não existem diretrizes clínicas para isolar um bebé do CPAP. À medida que reduzimos a pressão positiva, avaliamos o bebé quanto à saturação arterial de oxigénio, apneia e bradicardia, e função respiratória. Em geral, é improvável o sucesso do desmame de bebés que necessitem de mais de 40% de FiO_2 ou que sejam clinicamente instáveis. É geralmente preferível reduzir a pressão para cerca de 5 cm com água e o oxigénio para 25%.

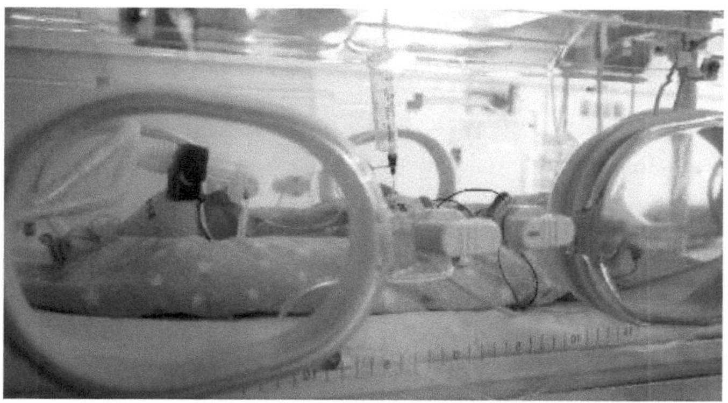

Figura 37. C-PAP para bebé

Quando os níveis de NCPAP e de oxigénio atingem este nível, o bebé pode deixar de usar o CPAP sem aumentar a frequência respiratória, a apneia, a bradicardia ou a diminuição da saturação arterial de oxigénio. Os bebés que ainda necessitem de oxigénio ou que tenham taquipneia e uma breve retração podem continuar a necessitar de CPAP. Os bebés pré-termo pequenos podem beneficiar do CPAP mesmo na ausência de doença pulmonar óbvia, uma vez que a complacência excessiva da parede torácica nestes bebés pode impedir a pressão de retorno elástica aos pulmões e manter a capacidade funcional restante. Por isso, alguns médicos mantêm os bebés com menos de 1.500 gramas em CPAP até às 32-34 semanas de idade para melhorar o crescimento pulmonar.

Princípios da ventilação mecânica em bebés

O objetivo da ventilação mecânica é movimentar o ar e o oxigénio de forma a normalizar os gases no sangue arterial. Indicações para a intubação na síndrome de dificuldade respiratória:

- ✓ PH inferior a 7,22 nos primeiros 5 dias e inferior a 7,2 décimos nos dias seguintes e pressão de dióxido de carbono superior a 55 a 160 mm Hg.
- ✓ Pressão arterial de oxigénio inferior a 40 a 50 mm Hg apesar de 30 a 40% de fração de oxigénio na cauda com CPAP.
- ✓ Pouco esforço respiratório ou apneia.
- ✓ Necessidade de manter a integridade das vias respiratórias.
- ✓ Decidir prescrever um tensioativo.

Uma das causas da deterioração súbita do bebé é o facto de estar sob ventilação mecânica (sob o ventilador). Se tivermos a certeza destes factores, vamos pensar em patologias como as pulmonares, etc.

Cuidados com o bebé sob ventilação mecânica

Os colegas da enfermeira de cuidados diurnos estão na cama sob ventilação mecânica, pelo que os cuidados de enfermagem adequados e bem informados são uma componente importante e essencial na recuperação gradual e na alta dos bebés vulneráveis.

Verifique sempre a história do bebé no primeiro passo. Conhecer a história e a história ajuda os enfermeiros e a equipe de tratamento a estarem sempre cientes dos pontos vagos do bebê que não estão atualmente na frente da equipe de tratamento e até reduz as chances de o bebê desaparecer e outras chances. O segundo passo é ter uma compreensão geral da fisiologia, fisiopatologia e embriologia da respiração do bebé. Este conhecimento ajuda a compreender melhor as doenças respiratórias.

A terceira etapa da avaliação inclui o seguinte:

Peito: Tamanho e forma: O tamanho normal do perímetro do peito de um bebé normal é de 33± 2 ou 2 cm menos do que o perímetro da cabeça. Formas anormais do tórax, como os peitos de pombo e o peito oco que se vêem na síndrome de Marfan ou no raquitismo neonatal.

Um aumento do diâmetro do tórax é observado na aspiração de mecónio. A simetria da forma do tórax a partir da linha do mamilo, bem como a simetria dos seus movimentos e dilatação a cada respiração avaliada.

Respiração: Contagem do número de respirações num minuto completo, taquipneia que é o número de respirações superior a 60 vezes por minuto, apneia ou paragem da respiração durante 20 segundos e hipopneia ou respiração superficial. Retração, que pode ser observada sob as formas intercostal, subcostal, suprarrenal e subgsefóide. A respiração: se a respiração do bebé é fácil e sem esforço adicional, ou se utiliza outros músculos respiratórios.

A terceira etapa dos cuidados a prestar a um bebé sob ventilação mecânica

Audição externa

O gemido: Em alguns bebés, ouviu-se sem utilizar um telefone médico. Qual é a principal razão do gemido? Na verdade, o gemido ocorre porque o bebé expira e o ar escapa pelos glúteos semifechados. Este é um processo autorregulador. Desta forma, o corpo do bebé tenta aumentar o volume remanescente dos pulmões, o que constitui a PEEP automática.

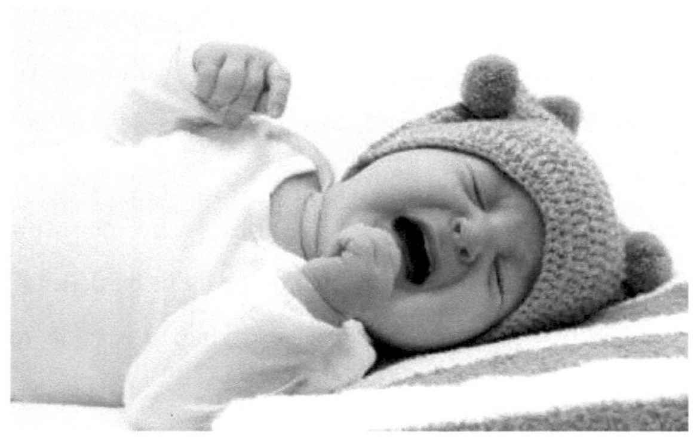

Figura 38. Bebé a gemer

Som de escape: Nos casos em que é utilizado um tubo endotraqueal não-cuff de tamanho pequeno para o bebé, de modo a que o ar fique envolvido à volta do tubo, ouve-se este som, que é frequentemente acompanhado por alterações nos gráficos de respiração no respirador.

Choro do bebé: Pode ser fraco, intenso, aborrecido, gritante e violento. Por vezes, o som do choro indica certas patologias. Por exemplo, o choro agudo é o caso da síndrome de Cri du chat.

Estridor: Um som agudo que se ouve tanto na inspiração como na expiração do bebé. Deve-se a uma obstrução parcial das vias respiratórias, que pode ser um sinal de edema das vias respiratórias após a extubação devido a laringomalácia ou lesão das cordas vocais.

Audição interna: Sons respiratórios ouvidos com o lado da campânula do estetoscópio quente.

Crackle: É ligeiro, médio e áspero. O movimento do ar ou do líquido nas vias respiratórias pequenas ou grandes provoca-o.

Crepitações ligeiras ou suaves: Na síndrome de dificuldade respiratória, ouve-se na extremidade da cauda.

Crepitação média: É a origem dos bronquíolos. Por exemplo, ouve-se na pneumonia.

Estalido áspero ou intenso: Soa como uma bolha. Indica a presença de líquido nas grandes vias respiratórias e, muitas vezes, desobstrui o ar ao desobstruir as vias respiratórias.

- ✓ Ronka é um som musical e raramente ouvido em bebés.

Assobio: É acompanhado pela inspiração e expiração, mas é mais longo na cauda.

- ✓ Rob é ouvido em casos de inflamação pleural, o que é raro em bebés.
- ✓ Sons respiratórios ouvidos em termos de intensidade e simetria, bem como de coordenação com o respirador.

A quarta etapa dos cuidados a prestar a um bebé sob ventilação mecânica

É preferível utilizar medicamentos para coordenar melhor o dispositivo com o bebé, reduzir a dor e a angústia.

As indicações para a medicação incluem:

- ✓ Observação de marcadores de comportamentos fisiológicos de dor infantil.
- ✓ Prever a dor causada por procedimentos específicos.
- ✓ Falta de coordenação da respiração do bebé com o dispositivo, de forma a interferir com a ventilação.
- ✓ Instabilidade fisiológica.
- ✓ Falha das medidas não farmacológicas.

- ✓ Angústia devida a hipotermia terapêutica (em bebés asfixiados).

As secreções no tubo endotraqueal podem causar inconsistência e, com uma sucção, o bebé pode relaxar sob o dispositivo. As medidas não farmacológicas têm sempre precedência sobre as medidas farmacológicas. As medidas não farmacológicas incluem medidas para acalmar o bebé, enumeradas em duas categorias, que incluem

- ✓ **Medidas ambientais:** controlo da luz, do som e da temperatura, posicionamento, enfaixamento, manipulação mínima e manutenção do bebé numa posição apertada Toque positivo, especialmente por parte dos pais.
- ✓ **Acções comportamentais:** que incluem uma alimentação não nutritiva.
- ✓ **Misturador de oxigénio:** Na oxigenoterapia, para uma oxigenação óptima, é utilizado um misturador (misturador de ar e oxigénio), que pode ajustar com precisão a concentração de oxigénio e fornecer oxigénio quente e húmido para fazer uma avaliação precisa das necessidades de oxigénio do bebé.

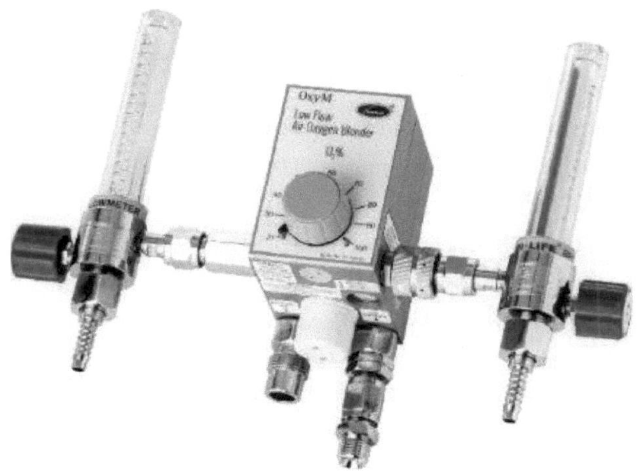

Figura 39. Misturador de ar e oxigénio

Para evitar os efeitos do oxigénio, especialmente em bebés prematuros, recomenda-se também a utilização de misturadores de ar e oxigénio na sala de partos. Mangueiras de ar de alta pressão e de oxigénio ligadas ao aparelho. A placa calibrada do dispositivo pode ajustar diferentes concentrações de oxigénio (21 a 100%). O aparelho dispõe de um fluxómetro que pode fornecer a concentração desejada com um fluxo diferente de zero a 20 litros para o bebé ou para o ventilador com pressão positiva.

Referências

Koohi F, Salehiniya H, Mohammadian HA. Tendências da mortalidade por doenças cardiovasculares no Irão a partir de 2006- Bimonthly Journal of Sabzevar University of Medical Sciences 2015; 22(4):630-8.

Nasrabadi T, Goodarzi Zadeh N, Shahrjerdi A, Hamta A. The effect of education on life style among patients suffering from ischemic heart disease. Jornal da Universidade de Ciências Médicas de Mazandaran. 2010; 20(79):72-9.

Shah Abadi S, Saidi MR, Hazavehei SMM, Bashiriyan S, Karami M, Marzbani B. Assessment of Risk Factors in Patients with Myocardial Infarction and Coronary Artery Disease: Um estudo de avaliação das necessidades. Jornal da Escola de Saúde Pública e do Instituto de Investigação em Saúde Pública. 2017; 15(2):98-109.

Shahsavari S, Nazari F, Karimyar Jahromi M, Sadeghi M. Estudo epidemiológico de pacientes cardiovasculares hospitalizados em hospitais de Jahrom em 2012-2013. Revista Iraniana de Enfermagem Cardiovascular. 2013; 2(2):14-21

Shams-Beyranvand M, Farzadfar F, Naderimagham S, Tirani M, Maracy MR. Estimativa da carga de doenças cardíacas isquémicas em Isfahan, Irão, 2014: utilizando modelos de ajuste de incompletude e classificação incorrecta. Jornal de Diabetes e Distúrbios Metabólicos. 2017; 16(1):12.

Keivanloo S, ghonoodi F, Bahramnezhad F, Navab E. Cardiovascular disease and vascular dementia in the elderly. Revista de Enfermagem Cardiovascular. 2017; 6(1):54-61.

Leila M-D, Naseh L, Babashahi M. Knowledge and attitude of Isfahan people about prevention of cardiovascular disease (Conhecimento e atitude da população de Isfahan sobre a prevenção de doenças cardiovasculares). Revista de Enfermagem Cardiovascular. 2017; 6(2): 6-13.

Soltani L, Ravari A, Sakine S. Relação entre Sintomas Prodrómicos (de Alerta) e Tempo de Referência em Pacientes com Infração do Miocárdio. Revista de Enfermagem Cardiovascular 2016; 4(4):22-31

Yaghoubi A, Golfeshan E, Azarfarin R, Nazari A, Alizadehasl A, Ehasni A. Efeitos da acupressão na qualidade do sono após cirurgia de bypass da artéria coronária. Iranian Heart Journal. 2017; 18(3):28-34

Alajwad G, Elwafa A, Hawad A, Lalem A, Nouh A. Estudo sobre o efeito da ventosa húmida (hejamah) no perfil lipídico do sangue em seres humanos em Aldyssah-alshati, Líbia: T042: Metabolómica e biomarcadores. Revista internacional de avanços em ciência, engenharia e tecnologia. 2018; 6(1):66-9.

Reshadat S, Komasi S, Zakiei A, Ghasemi S ,Saeidi M. A study of the psychological predictors controlling the risk factors of cardiovascular diseases. Investigação em Medicina Cardiovascular. 2017; 6(3):2-8.

Lawlor M, Gersh B, Opie L, Gaziano TA. The global perspective of ischemic heart disease. Chronic Coronary Artery Disease: A Companion to Braunwald's Heart Disease E-Book. 2017 Jan 3:16.

Kudler HS, Krupnick JL, Blank AS Jr, Herman JL, Horowitz MJ. Terapia psicodinâmica para adultos. In: Foa EB, Keane TM, Friedman MJ, Cohen JA, editores. Effective treatments for PTSD: Practice guidelines from the International Society for Traumatic Stress Studies. 2ª ed. Nova Iorque: Guilford Press; 2009. pp. 346-369.

Kuhn JH, Nakashima J. Community Homelessness Assessment, Local Education and Networking Group (CHALENG) para veteranos: O décimo quinto relatório anual de progresso sobre a lei pública 105-114 serviços para avaliação e coordenação de veteranos sem-abrigo 11 de março de 2009. Washington, DC: Departamento de Assuntos dos Veteranos dos EUA; 2011.

Kulka RA, Schlenger WE, Fairbank JA, Hough RL, Jordan BK, et al. The National Vietnam Veterans Readjustment Study: Tabelas de resultados e apêndices técnicos. Research Triangle Park, NC: Research Triangle Institute; 1990.

Kulka RA, Schlenger WE, Fairbank JA, Hough RL, Jordan BK, Marmar CR, et al. Trauma e a geração da guerra do Vietname: Report of findings from the National Vietnam Veterans Readjustment Study. New York: Brunner/Mazel; 1990.

Kushner MG, Krueger R, Frye B, Peterson J. Epidemiological perspectives on co-occurring anxiety disorder and substance use disorder. In: Stewart SH, Conrod PJ, editores. Anxiety and substance use disorders: The vicious cycle of comorbidity. New York: Springer Science + Business Media; 2008. pp. 3-17.

Lacoursiere RB. "Burnout" e tratamento de utilizadores de substâncias: O fenómeno e a experiência do administrador-clínico. Substance Use & Misuse. 2001; 36:1839-1874.

Laflamme L, Burrows S, Hasselberg M. Socioeconomic differences in injury risks: A review of findings and a discussion of potential countermeasures. Genebra: Organização Mundial de Saúde; 2009.

Lalor K, McElvaney R. Child sexual abuse, links to later sexual exploitation/high-risk sexual behavior, and prevention/treatment programs (Abuso sexual de crianças, ligações com exploração sexual posterior/comportamento sexual de alto risco e programas de prevenção/tratamento). Trauma, Violence, & Abuse (Trauma, Violência e Abuso). 2010;11: 159-177.

Lang AJ, Strauss JL, Bomyea J, Bormann JE, Hickman SD, Good RC, et al. The theoretical and empirical basis for meditation as an intervention for PTSD. Behavior Modification. 2012; 36(6):759-786.

Laugharne J, Lillee A, Janca A. Role of psychological trauma in the cause and treatment of anxiety and depressive disorders. Current Opinion in Psychiatry. 2010;23: 25-29.

Lawyer SR, Resnick HS, Galea S, Ahern J, Kilpatrick DG, Vlahov D. Predictors of peritraumatic reactions and PTSD following the September 11th terrorist attacks. Psychiatry. 2006;69: 130-141.

Layne CM, Warren JS, Watson PJ, Shalev AY. Risk, vulnerability, resistance, and resilience (Risco, vulnerabilidade, resistência e resiliência): Toward an integrative conceptualization of posttraumatic adaptation (Para uma concetualização integrativa da adaptação pós-traumática). In: Friedman MJ, Keane TM, Resick PA, editores. Handbook of PTSD: Science and practice. New York: Guilford Press; 2007. pp. 497-520.

Lee BA, Schreck CJ. Perigo nas ruas: Marginality and victimization among homeless people (Marginalidade e vitimização entre os sem-abrigo). American Behavioral Scientist. 2005;48:1055-1081.

Lee CS, Chang JC, Liu CY, Chang CJ, Chen THH, Chen CH, et al. Aculturação, comorbilidade psiquiátrica e perturbação de stress pós-traumático numa população aborígene de Taiwan. Social Psychiatry and Psychiatric Epidemiology (Psiquiatria Social e Epidemiologia Psiquiátrica). 2009;44:55-62.

Lee E, Mock MR. Famílias asiáticas: Uma visão geral. In: McGoldrick M, Giordano J, Garcia-Preto N, editores. Ethnicity and family therapy (Etnia e terapia familiar). 3rd ed. Guilford Press; New York: 2005. Guilford Press; Nova Iorque: 2005. pp. 269-289.

Lee E, Mock MR. Famílias chinesas. In: McGoldrick M, Giordano J, Garcia-Preto N, editores. Ethnicity and family therapy (Etnia e terapia familiar). 3rd ed. Guilford Press; New York: 2005. Guilford Press; Nova Iorque: 2005. pp. 302-318.

Lee TT, Westrup DA, Ruzek JI, Keller J, Weitlauf JC. Impact of clinician gender on examination anxiety among female veterans with sexual trauma: Um estudo piloto. Journal of Women's Health. 2007;16:1291-1299.

Lensvelt-Mulders G, van der Hart O, van Ochten JM, van Son MJM, Steele K, Breeman L. Relations among peritraumatic dissociation and posttraumatic stress: A meta-analysis. Clinical Psychology Review. 2008;28:1138-1151.

Lester K, Resick PA, Young-Xu Y, Artz C. Impact of race on early treatment termination and outcomes in posttraumatic stress disorder treatment. Journal of Consulting and Clinical Psychology. 2010;78:480-489.

Levitt JT, Malta LS, Martin A, Davis L, Cloitre M. A aplicação flexível de um tratamento manualizado para os sintomas de PTSD e perturbações funcionais relacionadas com o ataque de 11 de setembro ao World Trade Center. Behaviour Research and Therapy. 2007;45:1419-1433.

Lewis KL, Grenyer BF. Personalidade limítrofe ou perturbação complexa de stress pós-traumático? Uma atualização da controvérsia. Harvard Review of Psychiatry. 2009;17:322-328.

Lewis-Fernández R, Martínez-Taboas A, Sar V, Patel S, Boatin A. The cross-cultural assessment of dissociation. In: Wilson JP, Tang CS, editores. Cross-cultural assessment of psychological trauma and PTSD. New York: Springer Science + Business Media; 2007. pp. 279-317.

Libby AM, Orton HD, Beals J, Buchwald D, Manson SM. Childhood abuse and later parenting outcomes in two American Indian tribes (Abuso na infância e resultados parentais posteriores em duas tribos de índios americanos). Child Abuse & Neglect. 2008;32:195-211.

Lilly MM, Graham-Bermann SA. Ethnicity and risk for symptoms of posttraumatic stress following intimate partner violence (Etnia e risco de sintomas de stress pós-traumático após violência por parceiro íntimo). Journal of Interpersonal Violence. 2009;24:3-19.

Lu W, Mueser KT, Rosenberg SD, Jankowski MK. Correlatos de experiências adversas na infância entre adultos com perturbações graves do humor. Psychiatric Services. 2008;59:1018-1026.

Luce H, Schrager S, Gilchrist V. Sexual assault of women. American Family Physician. 2010;81:489-495.

Lutz GM, Kramer RE, Gonnerman ME, Lantz GL, Downs WR. Abuso de substâncias e o desastre das cheias de Iowa em 1993: Relatório final. Cedar Falls, IA: Universidade do Norte de Iowa; 1995.

Lynch M, Cicchetti D. An ecological-transactional analysis of children and contexts: The longitudinal interplay among child maltreatment, community violence, and children's symptomatology. Development and Psychopathology. 1998;10:235-257.

Lynch SM. Surviving sexual violence: A guide to recovery and empowerment. Lanham, MD: Rowman & Littlefield; 2011. Restoring relationships: Group interventions for survivors of sexual traumas; pp. 179-198.

Macklin ML, Metzger LJ, Litz BT, McNally RJ, Lasko NB, Orr SP, et al. Lower precombat intelligence is a risk fator for posttraumatic stress disorder. Journal of Consulting and Clinical Psychology. 1998;66:323-326.

Maercker A, Zöllner T, Menning H, Rabe S, Karl A. Dresden PTSD treatment study: Ensaio controlado e aleatório com sobreviventes de acidentes de viação. BMC Psychiatry. 2006;6:29.

Maes M, Delmeire L, Mylle J, Atamura C. Risk and preventive factors of post-traumatic stress disorder (PTSD): O consumo de álcool e a intoxicação antes de um acontecimento traumático diminuem o risco relativo de desenvolver PTSD em resposta a esse trauma. Journal of Affective Disorders. 2001;63:113-121.

Maguen S, Luxton DD, Skopp NA, Madden E. Gender differences in traumatic experiences and mental health in active duty soldiers redeployed from Iraq and Afghanistan (Diferenças de género em experiências traumáticas e saúde mental em soldados no ativo transferidos do Iraque e do Afeganistão). Journal of Psychiatric Research. 2011;46(3):311-316.

Maguen S, Ren L, Bosch JO, Marmar CR, Seal KH. Gender differences in mental health diagnoses among Iraq and Afghanistan veterans enrolled in veterans affairs health care. American Journal of Public Health. 2010;100:2450-2456.

Maguen S, Suvak M, Litz BT. Predictors and prevalence of posttraumatic stress disorder among military veterans. In: Adler AB, Castro CA, Britt TW, editores. Military life: The psychology of serving in peace and combat (2): Stress operacional. Westport, CT: Praeger Security International; 2006. pp. 141-169.

Yasrebi, S., Baradaran Bagheri, R., (2022), Efeito da capacidade da enoxaparina para o sucesso e o resultado neonatal da fertilização in vitro, Eurasian Journal of Chemical, Medicinal and Petroleum Research 1(5), 140-152

Sourili, S., (2024), What are the radiological criteria for identifying the Corona virus in CT scan images?, Eurasian Journal of Chemical, Medicinal and Petroleum Research, 2024, 3(2), 577-593

Soubkari, S., (2024), Covid CT Chest Finding, Eurasian Journal of Chemical, Medicinal and Petroleum Research, 3(2), 563-576

Soubhak, S., (2024), Nursing actions in patients undergoing laryngectomy in relation to reducing anxiety and depression, Eurasian Journal of Chemical, Medicinal and Petroleum Research, 3 (2), 530-542

Rassam, M, Davoudi, B., (2024), A Comprehensive Overview of Breast Cancer Surgery Strategies: Advances, Options, and Considerations, Eurasian Journal of Chemical, Medicinal and Petroleum Research, 2024, 3 (2), 629-643

Rasouli, F., (2024), Predicts fator in Polycystic Ovary Syndrome: An Evidence-based Study and Invitation from the Chief Editor, Eurasian Journal of Chemical, Medicinal and Petroleum Research, 2024, 3 (2), 644-650

Rahi, D, Abbassi, S, Tajbakhsh, N., (2024), Evaluation of Root Canal Morphology of Mandibular Bone Using Radiological Imaged a Systematic Review, Eurasian Journal of Chemical, Medicinal and Petroleum Research, 3 (3), 993-1015

Rahi, D, Abbassi, S, Tajbakhsh, N., (2024), A systematic Review on Epidemiologic Study on Radiolucent lesions in Patients Referred to Radiology Departments, Eurasian Journal of Chemical, Medicinal and Petroleum Research, 3 (3), 1016-1035

Musaei, S; (2023), The Effect of Pregnancy on the Skin, Eurasian Journal of Chemical, Medicinal and Petroleum Research, 2(1), 17-23

Motamedi, T., Alizadeh Otaghvar, H., Motamedi, MJ., (2023), Investigating the Causes of Re-Laparotomy Surgery in the Field of Gastrointestinal Cancer in Patients Referred to Rasul Akram (PBUH) Educational and Therapeutic Complex, Eurasian Journal of Chemical, Medicinal and Petroleum Research 2 (1), 37-46

Moradi, A., Abedini, N., (2022), Effect of Dministration of Tranexamic Acid in Total Knee Arthroplasty, Eurasian Journal of Chemical, Medicinal and Petroleum Research 1, 111-125

Mendes DD, Mello MF, Ventura P, Passarela CM, Mari JJ. Uma revisão sistemática sobre a eficácia da terapia cognitivo-comportamental para o transtorno de stress pós-traumático. Revista Internacional de Psiquiatria em Medicina. 2008;38:241-259.

Mehdinavaz Aghdam, A., Rousta, F., (2023), Investigating the Risk Factors of Hypoparathyroidism after Total Thyroidectomy, Eurasian Journal of Chemical, Medicinal and Petroleum Research 2(2), 147-158

McWilliams LA, Cox BJ, Enns MW. Perturbações do humor e da ansiedade associadas à dor crónica: Um exame numa amostra representativa a nível nacional. Pain. 2003;106:127-133.

McNamara C, Schumacher JE, Milby JB, Wallace D, Usdan S. Prevalence of nonpsychotic mental disorders does not affect treatment outcome in a homeless cocaine-dependent sample. American Journal of Drug and Alcohol Abuse. 2001;27:91-106.

McLeod DS, Koenen KC, Meyer JM, Lyons MJ, Eisen S, True W, et al. Genetic and environmental influences on the relationship among combat exposure, posttraumatic stress disorder symptoms, and alcohol use. Journal of Traumatic Stress. 2001;14:259-275.

McLean CP, Steenkamp MM, Levy HC, Litz BT. Transtorno de stress pós-traumático. In: Cucciare MA, Weingardt KR, editores. Using technology to support evidence-based behavioral health practices: A clinician's guide. New York: Routledge/Taylor & Francis Group; 2010. pp. 45-68.

McLean CP, Foa EB. Terapia de exposição prolongada para a perturbação de stress pós-traumático: A review of evidence and dissemination. Expert Review of Neurotherapeutics. 2011;11:1151-1163.

McLean CP, Asnaani A, Litz BT, Hofmann SG. Gender differences in anxiety disorders: prevalence, course of illness, comorbidity and burden of illness. Journal of Psychiatric Research. 2011;45:1027-1035.

McLean CP, Anderson ER. Brave men and timid women? Uma revisão das diferenças de género no medo e na ansiedade. Clinical Psychology Review. 2009;29:496-505.

McLay RN, Klam WP, Volkert SL. Insomnia is the most commonly reported symptom and predicts other symptoms of post-traumatic stress disorder in U.S. service members returning from military deployments. Military Medicine. 2010;175:759-762.

McLaughlin KA, Green JG, Gruber MJ, Sampson NA, Zaslavsky AM, Kessler RC. Adversidades na infância e perturbações psiquiátricas em adultos na replicação II do inquérito nacional de comorbilidade: Associações com a persistência de perturbações do DSM-IV. Arquivos de Psiquiatria Geral. 2010;67:124-132.

McLaughlin KA, Green JG, Gruber MJ, Sampson NA, Zaslavsky AM, Kessler RC. Childhood adversities and adult psychopathology in the National Comorbidity Survey Replication (NCS-R) III: Associations with functional impairment related to DSM-IV disorders. Psychological Medicine. 2010;40:847-859.

McHugo GJ, Caspi Y, Kammerer N, Mazelis R, Jackson EW, Russell L, et al. The assessment of trauma history in women with co-occurring substance abuse and mental disorders and a history of interpersonal violence. The Journal of Behavioral Health Services & Research. 2005;32:113-127.

McGovern MP, Lambert-Harris C, Alterman AI, Xie H, Meier A. Um ensaio controlado e aleatório que compara a terapia cognitivo-comportamental integrada com o aconselhamento individual sobre toxicodependência para o uso concomitante de substâncias e perturbações de stress pós-traumático. Journal of Dual Diagnosis. 2011;7:207-227.

McGovern MP, Lambert-Harris C, Acquilano S, Xie H, Alterman AI, Weiss RD. A cognitive behavioral therapy for co-occurring substance use and posttraumatic stress disorders. Addictive Behaviors. 2009;34:892-897.

McFall M, Atkins DC, Yoshimoto D, Thompson CE, et al. Integrar o tratamento de cessação do tabaco nos cuidados de saúde mental para pacientes com perturbação de stress pós-traumático. American Journal on Addictions. 2006;15:336-344.

McDonagh A, Friedman M, McHugo G, Ford J, Sengupta A, Mueser K, et al. Ensaio aleatório de terapia cognitivo-comportamental para a perturbação de stress pós-traumático crónico em mulheres adultas sobreviventes de abuso sexual na infância. Journal of Consulting and Clinical Psychology. 2005;73:515-524.

McCutcheon VV, Heath AC, Nelson EC, Bucholz KK, Madden PA, Martin NG. Clustering of trauma and associations with single and co-occurring depression and panic attack over twenty years (Agrupamento de traumas e associações com depressão única e concomitante e ataques de pânico ao longo de vinte anos). Investigação sobre gémeos e genética humana. 2010;13:57-65.

McCarthy E, Petrakis I. Epidemiology and management of alcohol dependence in individuals with post-traumatic stress disorder (Epidemiologia e gestão da dependência do álcool em indivíduos com perturbação de stress pós-traumático). CNS Drugs. 2010;24:997-1007.

Mathieu A, Mazza S, Petit D, Decary A, Massicotte-Marquez J, Malo J, et al. A idade agrava o abrandamento do EEG e os défices de atenção na síndrome da apneia obstrutiva do sono? Clinical Neurophysiology. 2007;118:1538-1544.

Maschi T, Dennis KS, Gibson S, MacMillan T, Sternberg S, Hom M. Trauma e stress entre adultos mais velhos no sistema de justiça criminal: A review of the literature with implications for social work. Journal of Gerontological Social Work. 2011;54:390-424.

Martin SL, Ray N, Sotres-Alvarez D, Kupper LL, Moracco KE, Dickens PA, et al. Physical and sexual assault of women with disabilities (Agressão física e sexual de mulheres com deficiência). Violence Against Women. 2006;12:823-837.

Martin M, Marchand A, Boyer R, Martin N. Predictors of the development of posttraumatic stress disorder among police officers. Journal of Trauma & Dissociation. 2009;10:451-468.

Marshall-Berenz EC, Vujanovic AA, Zvolensky MJ. Main and interactive effects of a nonclinical panic attack history and distress tolerance in relation to PTSD symptom severity. Journal of Anxiety Disorders. 2011;25:185-191.

Marshall GN, Schell TL, Miles JN. Ethnic differences in posttraumatic distress (Diferenças étnicas na angústia pós-traumática): Os sintomas dos hispânicos diferem em tipo e grau. Journal of Consulting & Clinical Psychology. 2009;77:1169-1178.

Marshall GN, Schell TL, Elliott MN, Berthold SM, Chun CA. Mental health of Cambodian refugees 2 decades after resettlement in the United States (Saúde mental dos refugiados cambojanos 2 décadas após a reinstalação nos Estados Unidos). JAMA. 2005;294:571-579.

Marsella AJ. Ethnocultural aspects of PTSD: Uma visão geral dos conceitos, questões e tratamentos. Traumatologia. 2010;16:17-26.

Marsella AJ, Johnson JL, Watson P, Gryczynski J. Conceitos e fundamentos essenciais. Em: Marsella AJ, Johnson JL, Watson P, Gryczynski J, editores. Ethnocultural perspectives on disaster and trauma: Foundations, issues, and applications. New York: Springer Science + Business Media; 2008. pp. 3-13.

Marsella AJ, Christopher MA. Ethnocultural considerations in disasters: An overview of research, issues, and diretions. Psychiatric Clinics of North America. 2004;27:521-539.

Marques L, Robinaugh DJ, LeBlanc NJ, Hinton D. Variações transculturais na prevalência e apresentação de perturbações de ansiedade. Expert Review of Neurotherapeutics. 2011;11:313-322.

Maroufi, P, Pourlak, T., (2024), Determinação do nível de D-dímero no diagnóstico de trombose venosa profunda após fratura da extremidade inferior: um estudo transversal, Eurasian Journal of Chemical, Medicinal and Petroleum Research, 2024, 3 (2), 651-658

Margy, S., (2022), A Review of the Effect of Brain imaging- Short Review, Eurasian Journal of Chemical, Medicinal and Petroleum Research, 1(3), 88-99

Marchand A, Guay S, Boyer R, Lucci S, Martin A, St-Hilaire MH. A Randomized controlled trial of an adapted form of individual critical incident stress debriefing for victims of an armed robbery. Brief Treatment and Crisis Intervention. 2006;6:122-129.

Manson SM, Beals J, Klein SA, Croy CD. Social epidemiology of trauma among 2 American Indian reservation populations. Jornal Americano de Saúde Pública. 2005;95:851-859.

Mancino MJ, Pyne JM, Tripathi S, Constans J, Roca V, Freeman T. Quality-adjusted health status in veterans with posttraumatic stress disorder. Journal of Nervous and Mental Disease. 2006;194:877-879.

Malta LS, Levitt JT, Martin A, Davis L, Cloitre M. Correlatos de comprometimento funcional em sobreviventes de terrorismo em massa que procuram tratamento. Behavior Therapy. 2009;40:39-49.

Mahmut, T., (2022), Hydropower plant and its environmental effects, Eurasian Journal of Chemical, Medicinal and Petroleum Research, 1(4), 130-137

Kolahdouzan, K., Nazari, B., (2023), Strategies for the prevention of postperative chronic pain: Perioperative pain management after total joint replacement: a systematic review, Eurasian Journal of Chemical, Medicinal and Petroleum Research 2(2), 129-146

Jafari, M., (2024), Sinalização Bioquímica da Via Génica de Metilação e Desmetilação em Adultos Gordos e Atletas com Pontos Dopaminérgicos, Eurasian Journal of Chemical, Medicinal and Petroleum Research, 3 (3), 841-861

Jafari, M., (2024), Uma revisão sistemática: The Relation Between Vitamin D and Short Chain Fatty Acid in Serum Plasma with Protein Recombination in VDR in Multiple Sclerosis Patients (MS), Eurasian Journal of Chemical, Medicinal and Petroleum Research, 2024, 3 (3), 819-840

Hashemzadeh, K., Dehdilan, M., (2023), Determining the Contribution of Hyperlipidemia to Mortality Post anesthesia in Patients who are Candidates for Coronary Artery Graft Surgery, Eurasian Journal of Chemical, Medicinal and Petroleum Research 2(2), 159-168

Hashemzadeh, K., Dehdilan, M., (2022), Results of Cardiac Surgeries in Pediatric Requiring Cardiac Surgery Hospitalized in the Intensive Care Unit, Eurasian Journal of Chemical, Medicinal and Petroleum Research 1(4), 189-197

Fattah, V., Irajian, M., (2022), Investigando o Efeito do Ácido Hialurónico no Controlo da Dor na Artroplastia Total do Tornozelo: Uma revisão sistemática, Eurasian Journal of Chemical, Medicinal and Petroleum Research 1(5), 23-40

Eghdam Zamiri, R., Mohammad Rahimi, M., (2024), Biomarkers Profile in Breast Carcinoma Presenting with Prostate Metastasis, Eurasian Journal of Chemical, Medicinal and Petroleum Research, 2024, 3 (2), 619-628

Deltani, D., (2024), Benefits of Skin Rejuvenation with RF Micro Needling, Eurasian Journal of Chemical, Medicinal and Petroleum Research, 3 (3), 906-928

Birman, D.H., (2023), Investigação dos efeitos da Covid-19 em diferentes órgãos do corpo, Eurasian Journal of Chemical, Medicinal and Petroleum Research, 2(1), 24-36

Baradaran Bagheri, R., (2022), Oxytocin during Elective Caesarean Section and Risk of Severe Postpartum Haemorrhage. Eurasian Journal of Chemical, Medicinal and Petroleum Research 1(5), 126-139

Baradaran Bagheri, R., (2022), Gestão de Tumores Cerebrais na Gravidez de Fertilização In Vitro: Revisão sistemática, Eurasian Journal of Chemical, Medicinal and Petroleum Research 1 (4), 223-236

Azhough, R., (2024), Types of Surgery for Anal Cancer, Eurasian Journal of Chemical, Medicinal and Petroleum Research, 3 (3), 809-818

Alahgholi, A., Baradaran Bagheri, R., (2022), Pregnancy-Related Hand & Wrist Problem; Focus in surgery: Systematic Review, Eurasian Journal of Chemical, Medicinal and Petroleum Research 1(4), 237-249

Alahgholi, A., Baradaran Bagheri, R., (2022), Caracterização da disfunção do joelho, cirurgia do joelho e factores de risco relacionados durante a gravidez: revisão sistemática, Eurasian Journal of Chemical, Medicinal and Petroleum Research 1(4), 250-259

Ahmadpour, A., (2023), Re-Boiler Simulation of Separation Tower of Methanol to Propylene Conversion Unit, Eurasian Journal of Chemical, Medicinal and Petroleum Research 2(1), 54-59

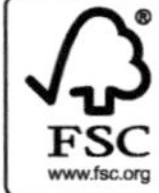

MIX
Papier aus verantwortungsvollen Quellen
Paper from responsible sources
FSC® C105338

Printed by Books on Demand GmbH, Norderstedt / Germany